T0204111

# La dieta
# de la longevidad

Bautizado como «gurú de la longevidad», **Valter Longo** es un bioquímico italiano reconocido a nivel mundial por sus investigaciones en el campo del envejecimiento y las enfermedades ligadas a él. Además, es director del Instituto de Longevidad de la Facultad de Gerontología de la Southern California University, donde también ejerce de profesor, y director del laboratorio de oncología y longevidad del Istituto di Oncologia Molecolare (IFOM) de Milán. Ha publicado en las revistas científicas *Nature*, *Science* y *Cell*, y fue galardonado en 2010 con el Nathan Shock Lecture Award del National Institute on Aging (Estados Unidos) y en 2013 con el Vincent Cristofalo «Rising Star» Award de la American Federation for Aging por su investigación del envejecimiento.

Puedes seguir a Valter Longo en Facebook:
Prof. Valter Longo

# La dieta
# de la longevidad

## VALTER LONGO

Traducción de
Juan Vivanco

Papel certificado por el Forest Stewardship Council®

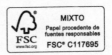

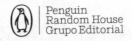
Penguin
Random House
Grupo Editorial

Título original: *La dieta della longevità*

Primera edición en Debolsillo: septiembre de 2018
Novena reimpresión: febrero de 2023

© 2016, Antonio Vallardi Editore, Milano
© 2017, 2018, Penguin Random House Grupo Editorial, S. A. U.
Travessera de Gràcia, 47-49. 08021 Barcelona
© 2017, Juan Vivanco Gefaell, por la traducción
Diseño de la cubierta: Pepe Nymi
Adaptación de la cubierta: Penguin Random House Grupo Editorial

Printed in Spain – Impreso en España

ISBN: 978-84-663-4440-1
Depósito legal: B-10.867-2018

Impreso en BlackPrint CPI Ibérica
Sant Andreu de la Barca (Barcelona)

P 3 4 4 4 0 C

*A mis padres, Angelina y Carmelo,*
*y a mis hermanos, Claudio y Patrizia*

*A quien va en busca de problemas por resolver,*
*de conocimiento y de esperanza*

# Índice

# Aviso al lector

Se ha hecho todo lo posible por garantizar que la información recogida en este volumen, incluso la de carácter divulgativo, estuviera revisada y actualizada en el momento de la publicación. No puede responsabilizarse al autor ni al editor de posibles errores u omisiones, ni del uso inadecuado y la comprensión equivocada de la información proporcionada en este volumen, así como tampoco de las consecuencias nocivas para la salud, la economía u otras sufridas por quienes, individuos o grupos, hayan actuado interpretando a su manera el contenido de este libro. Ninguna recomendación u opinión de esta obra pretende sustituir el criterio médico. Si el lector está preocupado por su salud, debe acudir a una consulta médica profesional. Todas las opciones y decisiones terapéuticas debe tomarlas con la ayuda de su médico, que dispone de los conocimientos y las competencias adecuadas para ello, incluidos los datos fundamentales de su paciente. Este libro tiene un cometido divulgativo y en ningún caso debe usarse como referencia para cambiar por propia iniciativa un tratamiento prescrito por un médico.

La información sobre las medicinas y/o los componentes afines, sobre su uso y su seguridad, evoluciona sin cesar, está sujeta a interpretación y debe evaluarse con arreglo a la peculiaridad de cada paciente y de cada situación clínica.

# Prólogo

Nací y me crié en Liguria y Calabria, dos regiones cuyas cocinas son de las más ricas y sanas del mundo. A los dieciséis años me marché a Estados Unidos en busca de fama y fortuna como guitarrista de rock, pero en cambio acabé estudiando una de las disciplinas más fascinantes, la del envejecimiento y la longevidad, justo en un momento en que, saliendo de la relativa oscuridad que la envolvía, conquistaba un lugar cada vez más importante en la ciencia y la medicina.

Este viaje me ha hecho recorrer el mundo en busca de los secretos de la longevidad: de Los Ángeles a los Andes, al sur de Ecuador, pasando por Okinawa en Japón, Rusia, Holanda y el sur de Alemania, para acabar recalando, sorprendentemente, en mi casa, en el pueblecito donde nacieron mis padres, que tiene uno de los porcentajes más altos de centenarios del mundo. Ahora estoy estudiando la dieta de los centenarios italianos en colaboración con la Universidad de Calabria, los aspectos moleculares de la nutrición y el cáncer en el Istituto FIRC di Oncologia Molecolare de

Milán (IFOM) y los efectos clínicos de la nutrición sobre las enfermedades del envejecimiento en la Universidad de Génova. Al mismo tiempo, sigo dirigiendo el California Health and Longevity Institute de la Universidad del Sur de California, de Los Ángeles, donde se realiza investigación tanto básica como aplicada sobre nutrición, genética y envejecimiento.

He estudiado las enfermedades relacionadas con el envejecimiento y la longevidad desde que cursaba segundo de carrera, pero, a diferencia de muchos de mis colegas, nunca me interesó especializarme en un aspecto molecular concreto. Siempre he preferido encauzar mis investigaciones en el campo de la genética y la biología molecular para entender cómo podemos mantenernos jóvenes y sanos el mayor tiempo posible. Por eso he investigado la conexión entre los nutrientes y los genes que controlan la protección celular, pero también los que regulan las células madre y la regeneración, es decir, el rejuvenecimiento de los sistemas y órganos; lo hice pasando de la bioquímica y la microbiología a la inmunología, la neurobiología, la endocrinología y la oncología. *La Dieta de la Longevidad* es el libro que recoge los resultados de esta larga y extensa búsqueda.

Cuando se trata de salud, y en particular de alimentación, es fácil toparse con modas pasajeras o teorías sin ninguna base, que pronto se ven superadas o sustituidas por otros descubrimientos y nuevas modas o teorías. *La Dieta de la Longevidad*, en cambio, se basa en los que he llamado los «Cinco Pilares de la Longevidad», correspondientes a cinco disciplinas distintas que proporcionan un sólido fundamento científico a mi propuesta, un programa de alimentación y ejercicio físico para alcanzar el objetivo de una vida larga y sana.

Tras repasar los fundamentos evolucionistas, genéticos y moleculares de este programa, *La Dieta de la Longevidad* explica por qué, al adoptar una alimentación diaria determinada, combinada con dietas periódicas que imitan el ayuno, descubiertas y ensayadas en mi laboratorio, las células de nuestro cuerpo pueden reprogramarse, protegerse y regenerarse. Los efectos van más allá de perder grasa abdominal y mantener la masa muscular y ósea, pues también activan las células madre y la regeneración de varios sistemas, lo cual reduce los factores de riesgo de enfermedades como la diabetes, el cáncer y las enfermedades cardiovasculares, autoinmunes y neurodegenerativas.

Tras explicar el *porqué*, paso al *cómo*: además de seleccionar dietas de probada eficacia, me he servido de nuestra experiencia clínica para que las estrategias sean seguras y aplicables con el menor esfuerzo.

Antes de leer este libro, todo lo dicho hasta ahora podrá resultar difícil de creer, cuando no «mágico»; en realidad, lo mágico no son la Dieta de la Longevidad ni la Dieta que Imita el Ayuno, sino el cuerpo humano, con su extraordinaria capacidad de repararse y regenerarse a sí mismo. Basta con saber cómo activar sus mecanismos, que en la gran mayoría de los casos permanecen apagados.

La principal ambición de este libro es dirigirse al mayor número posible de personas, es decir, a todos los que quieren mantenerse sanos y llegar a ciento diez años, y a cuantos quieren alcanzar y mantener un peso ideal para optimizar su salud y su longevidad, más que por razones estéticas.

Me gustaría que también fuese útil para aquellos que tienen un interés profesional por este tema: médicos, dietistas, nutricionistas, educadores y profesionales de la alimentación en general.

## LA FUNDACIÓN CREATE CURES

En una época en que cada vez es más difícil recabar fondos para la investigación y en que muy pocos se destinan a las ideas nuevas y alternativas, quiero decir que todos los ingresos que se obtengan por la venta de este libro irán a parar a Create Cures, una fundación sin ánimo de lucro que creé después de comprobar las graves condiciones en que se encuentran la mayoría de las personas que sufren enfermedades en estado avanzado.

Todos los días recibo correos electrónicos de enfermos de cáncer o de pacientes diagnosticados de enfermedades autoinmunes, metabólicas o neurodegenerativas, que me preguntan qué pueden hacer, además de seguir el tratamiento prescrito. A menudo no hay nadie más para ayudarles, de modo que buscan en internet sugerencias basadas en contadísimos, cuando no inexistentes, ensayos clínicos o de laboratorio.

Siempre me ha extrañado que la mayoría de las investigaciones que se hacen tengan como objetivo resolver problemas en un plazo de veinte o treinta años. Soy, por supuesto, un gran defensor de la investigación básica, y siempre insisto en que ninguno de nuestros descubrimientos habría sido posible sin ella, pero, después de recibir peticiones de pacientes con enfermedades en estado avanzado, decidí dedicarles por lo menos la mitad de mi tiempo.

Todos los que se dirigieron a mí sabían que existía la posibilidad de que la terapia alternativa no funcionase, pero no se resignaban al hecho de que nadie les ofreciera otras posibilidades, de que no les propusieran ningún método complementario que tuviera credibilidad, solo tratamientos convencionales.

Lamentablemente, los protocolos, el miedo a las demandas judiciales, la falta de tiempo y la complejidad de los problemas hacen muy difícil que los médicos se aparten de los tratamientos convencionales. Después de pasar mucho tiempo con médicos, primero investigando el cáncer y luego muchas otras enfermedades, me he dado cuenta de que necesitan que nosotros, los investigadores básicos, les propongamos estrategias complementarias que podrían ayudar a los pacientes, pero también quieren ver los resultados de los ensayos con animales y las pruebas clínicas para convencerse de que una terapia alternativa o complementaria es mejor que los tratamientos convencionales.

El objetivo de la Fundación Create Cures es ayudar a quienes han agotado todas las opciones. Pondrá a disposición del público información fiable y sufragará las investigaciones de mi equipo y de otros que abran nuevos caminos y puedan conducir rápidamente a nuevas terapias poco onerosas y eficaces, o a mejorar las existentes. No se trata de restar importancia al papel de los médicos, sino, por el contrario, de potenciarlo, brindándoles datos fiables que sean el resultado de experimentos con animales y ensayos clínicos, aunque al no hallarse en un estado lo bastante avanzado aún no hayan sido declarados «terapias de eficacia probada» por el Ministerio de Sanidad.

Lo que espero, por tanto, es que el lector de este libro no compre un ejemplar, sino diez, y que los regale, para ayudar a quienes lo lean y animarlos a que a su vez lo difundan; de este modo otros investigadores y yo mismo podremos avanzar en nuestros estudios alternativos y complementarios sobre el envejecimiento, el cáncer, el Alzheimer, las enfermedades cardiovasculares, la esclerosis múltiple, la enfermedad de Crohn y la colitis, la diabetes de tipo 1 y 2, etcétera. He mencionado estas enfermedades porque hemos emprendido sendas investigaciones al respecto, y hemos empezado, nos disponemos a hacerlo o hemos acabado los primeros ensayos clínicos, que han cosechado ya éxitos importantes.

Nuestros esfuerzos se dirigen ahora a transformar en un plazo lo más breve posible la investigación fundamental en terapias acreditadas mediante la evaluación más amplia y creativa que pueda llevarse a cabo hoy en día. Nuestro enfoque se concreta en la colaboración con algunos de los hospitales y centros de investigación más prestigiosos (Harvard, la clínica Mayo, el Hospital Universitario Charité de Berlín, la Universidad de Leiden, etcétera) y en las experimentaciones realizadas en el Keck Hospital de la

Universidad del Sur de California (USC), una de las clínicas universitarias más grandes y prestigiosas de Estados Unidos. Esto nos ha llevado a entender cómo algunos descubrimientos fundamentales pueden ayudar a las personas a prevenir y curar ciertas enfermedades.

La decisión de adoptar las dietas que imitan el ayuno para la prevención y la terapia de estas enfermedades compete a los Ministerios de Sanidad, como la Administración de Alimentos y Medicamentos de Estados Unidos (Food and Drug Administration, FDA); estamos en conversaciones con la FDA de cara a la aprobación por parte de este organismo de la Dieta que Imita el Ayuno en la prevención y como terapia de la diabetes y otras enfermedades.

Dado que casi todos los pacientes que me escribían a propósito de la combinación de ayuno y terapia oncológica me preguntaban: «¿Qué puedo comer durante el ayuno?», he fundado una empresa llamada L-Nutra (http://www.l-nutra.com) que, en parte con el patrocinio del National Cancer Institute estadounidense, ha desarrollado dietas que imitan el ayuno clínicamente probadas, destinadas en primer lugar a los pacientes oncológicos (con el nombre de Chemolieve®) y luego a cualquiera (con el nombre de Pro-Lon®).

Actualmente Chemolieve® está experimentándose en el Norris Cancer Center de la USC, la clínica Mayo, el Leiden University Medical Center y el hospital San Martino de la Universidad de Génova. Otros diez hospitales de Europa y Estados Unidos se han comprometido a realizar ensayos clínicos del Chemolieve® en cuanto dispongan de fondos para ello. ProLon®, en cambio, está disponible en línea como formulación de la Dieta que Imita el Ayuno para todo el mundo.

Fundé L-Nutra con el objetivo de que el ayuno fuera seguro y practicable para cualquier persona en todo el mundo, y he hecho pública mi intención de donar el cien por cien de mis acciones de la sociedad a la Fundación Create Cures. De L-Nutra no recibo ningún sueldo ni asesoramiento, solo un pequeño reembolso anual de los gastos. Aunque no soy yo quien toma las decisiones al respecto, hago lo posible por asegurar que los productos L-Nutra sean accesibles al mayor número de personas y que algún día lo sean para todos, es decir, que sean gratuitos.

Puede seguir mis investigaciones y publicaciones más recientes en Facebook profvalterlongo, en inglés, o Facebook Valter Longo La dieta della Longevita, en italiano.

# 1

## La fuente de Caruso

Yendo hacia el norte desde el extremo sur de Calabria, la punta de la Bota, a una hora en coche se llega a Gioia Tauro y a una de las comarcas más pobres pero más hermosas y preservadas de Europa. Desde allí se sube hacia la montaña y al cabo de otros treinta kilómetros se llega al pueblo de Molochio, nombre que probablemente deriva de la palabra *malocchio* («mal de ojo»). Allí, en la plaza principal, hay una fuente cuya agua helada llega directamente, a través del subsuelo, de las montañas del Aspromonte.

En 1972, cuando tenía cinco años, pasé seis meses en Molochio con mi madre, Angelina, que había vuelto al pueblo para cuidar de su padre, gravemente enfermo.

Recuerdo el momento en que, mientras todos lo llamaban para saber si estaba vivo, entré en su habitación y dije: «¿No veis que está muerto?». Se lo había llevado una infección no especialmente grave y, por tanto, curable, pero que por desgracia no había recibido el tratamiento adecuado durante largo tiempo. Yo quería mucho a mi abuelo y estaba sumamente triste, pero decidí que debía hacerme cargo de la situación y no llorar, para poder decirles a todos que el abuelo Alfonso había muerto.

Solo quince años después me di cuenta de cuán profunda era la huella que había dejado aquella vivencia, pues despertó en mí la pasión por lograr que todos, conocidos y extraños, disfrutaran de una vida lo más larga y saludable posible.

A unos cien metros de la casa de mi abuelo vivía Salvatore Caruso, que tenía más o menos su edad y que me había visto crecer. Cuarenta años después, Salvatore y yo apareceríamos juntos en el número de la prestigiosa revista estadounidense *Cell Metabolism* que publicaba los resultados de una de mis investigaciones: una alimentación con bajo contenido de proteínas, similar a la que siguen los centenarios de Molochio, se asocia a una incidencia menor de tumores y, en general, a una vida más larga. En la portada, aparecía Salvatore con unos olivos calabreses de la variedad *ottobratico* al fondo. Es probable que hasta el presidente Obama supiera de Salvatore y de su alimentación *low protein* cuando esa fotografía fue reproducida por el *Washington Post* y los medios de todo el mundo.

Cuarenta y dos años después de la muerte de mi abuelo, Salvatore era el hombre más viejo de Italia y uno de los cuatro centenarios que convirtieron al pueblo natal de mis padres y abuelos en uno de los lugares del mundo con el porcentaje más alto de centenarios (4 por cada 2.000 habitantes, el triple que el de Okinawa, considerado el más alto del mundo para una zona muy extensa). Salvatore Caruso, que murió en 2015 a los ciento diez años, había empezado a beber el agua de la fuente del pueblo poco después de nacer, en 1905. Dada la excepcional longevidad del hombre más viejo de Italia, siempre pensé que aquella fuente era lo más parecido a la fuente de la juventud que existía.

Siempre me ha angustiado pensar que probablemente por carecer de la información correcta y de los cuidados adecuados mi abuelo se vio privado de varias décadas de vida, durante las cuales mi madre y el resto de la familia habrían podido disfrutar de su compañía.

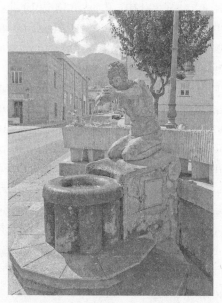

1.1. La fuente de la plaza de Molochio

En un documental realizado por la televisión francoalemana ARTE, dedicado a mis investigaciones en Ecuador y Calabria, Sylvie Gilman y Thierry de Lestrade me compararon con el Alquimista de Paulo Coelho, describiéndome como un muchacho que, partiendo de un pueblecito europeo, había recorrido el mundo en busca de la fuente de la juventud para acabar encontrándola en el pueblecito de sus padres, donde veraneaba de niño y adolescente.

## DE LA TRADICIÓN A LA CIENCIA

Por un motivo u otro, creo que mi vida siempre ha sido muy interesante, si se mira desde el punto de vista de la relación entre nutrición y salud: parte del estilo alimentario, muy saludable, de Molochio, pasa luego al de Liguria, donde me crié, bastante saludable también, para, tras la experiencia negativa de Chicago y Dallas, volver finalmente a los alimentos saludables de la meca de la nutrición para la longevidad, Los Ángeles. Este viaje, con sus aspectos alimentarios que abarcan toda la gama, de lo pésimo a lo óptimo, fueron determinantes a la hora de formular mis hipótesis sobre la relación entre comida, enfermedades y longevidad y de llegar a la temprana conclusión de que si queremos disfrutar de una vida larga y saludable debemos aprender en la misma medida de las poblaciones longevas y de la ciencia, con sus investigaciones en el terreno epidemiológico y clínico.

En los veranos que pasé en Molochio durante la década de los años setenta, casi todas las mañanas mi hermano Claudio, mi hermana Patrizia y yo nos turnábamos para ir a la panadería, donde comprábamos un pan todavía caliente, recién horneado. Era el pan más rico que he comido nunca, de trigo integral, muy oscuro. Con los años, se fue volviendo más blanco y por desgracia hoy ese pan de mi niñez no es distinto del que se encuentra en cualquier parte.

Cada dos días, al menos, para comer y cenar tomábamos *pasta e vaianeia*, una porción relativamente pequeña de pasta acompañada de gran cantidad de verdura, sobre todo judías verdes. Otro plato que comíamos a menudo era el pescado seco con verduras. Luego estaban las aceitunas negras, el aceite de oliva y gran cantidad de tomates, pepinos y pimientos verdes. Solo el domingo el plato fuerte eran macarrones caseros con salsa de tomate y sí, albóndigas de carne, pero dos por persona como máximo. Por lo general bebíamos agua (de manantial, de las montañas circundantes), el vino local, té, café y leche de almendras. La leche del desayuno solía ser de cabra y fuera de las comidas rara vez nos podíamos permitir otra cosa que no fueran cacahuetes, almendras, avellanas y nueces, uvas pasas o frescas y panochas de maíz asadas. Se cenaba generalmente a las ocho de la tarde y ya no se volvía a comer nada hasta la mañana siguiente.

Los dulces que se preparaban para las fiestas religiosas se hacían con frutos secos y de cáscara, y en vez de helado preferíamos el granizado que hacían en Taurianova, a nueve kilómetros de distancia. Este granizado de fresa, a base de la fruta fresca, era y sigue siendo para mi gusto el postre más delicioso del mundo, a pesar de la enorme cantidad de azúcar que contiene.

Desgraciadamente hoy no es solo el pan, sino también el resto de la alimentación de los vecinos de Molochio que ha cambiado radicalmente. En vez de judías verdes se come mucha más pasta y carne; las aceitunas y los frutos secos han dado paso a los dulces, y el agua y la leche de almendra, a las bebidas ricas en fructosa. Todavía se cocinan la mayoría de los platos antiguos, pero la gente ha adoptado un estilo alimentario más propio del norte de Europa, con mayor consumo de queso, carne y azúcares sencillos. Cuando éramos niños, siempre nos desplazábamos a pie por el pueblo; el coche solo se usaba para ir a otros pueblos o a la ciudad. Hoy casi se ha perdido la costumbre de caminar, y, si recorres a pie el trayecto desde el monasterio hasta el centro del Molochio —apenas unos ochocientos metros—, es probable que algún automovilista pare para preguntarte si quieres que te lleve. En materia de alimento y actividad física, en Estados Unidos ha ocurrido prácticamente lo mismo, solo que mucho antes que en Italia: cuando me fui a vivir allí, en 1984, ya era lo habitual.

## De la cocina ligur a la «Chicago pizza»

Cuando tenía doce años me encerraba en mi habitación, subía al máximo el volumen del amplificador y tocaba los álbumes de los Dire Straits, Jimi Hendrix y Pink Floyd, soñando con ir a Estados Unidos y convertirme en una estrella del rock. Un sueño que, para alivio de mis vecinos, se hizo realidad cuando en 1984 viajé de Génova a Chicago y entré en contacto con músicos de blues de fama mundial y con uno de los estilos alimentarios menos saludables del mundo. Lo que se comía en Génova todavía era muy sano, aunque no estuviera a la altura de la comida de Molochio. A diferencia de otras regiones italianas famosas por la carne, como Toscana, o por la riqueza y lo cremoso de los condimentos, como Lacio y Emilia-Romaña, la cultura gastronómica ligur, lo mismo que la calabresa, se basa en los carbohidratos y la verdura. Sus platos tradicionales son el *minestrone* (sopa de pasta, verduras y legumbres), las *trofie* (un tipo de pasta) *al pesto* y la *farinata*, hecha con garbanzos y aceite de oliva. Cuenta la leyenda que la *farinata* se inventó durante una tempestad, cuando a bordo de un navío de la poderosa República Marinera Genovesa que transportaba un cargamento de prisioneros pisanos (por entonces Génova y Pisa rivalizaban por el dominio del Mediterráneo y se asediaban y conquistaban mutuamente) la harina de garbanzos se salió de los sacos y se mezcló con agua de mar. Para recuperarla, los genoveses la pusieron a secar la sol; a la pasta que se formó la llamaron «oro de Pisa», para burlarse de los pisanos vencidos.

En cuanto a los postres ligures, algunos de los más comunes son los bizcochos de Lagaccio, cuya primera descripción se remonta a 1593, preparados con harina Manitoba y un poco de azúcar. Por lo general son grandes pero también muy ligeros, pues no llegan a 70 calorías por bizcocho y son de los dulces menos azucarados que existen. Además, en Génova suelen consumirse varios tipos de pescado, como boquerones, bacalao y mejillones; todo esto, junto con los garbanzos y el aceite de oliva, ocupa un lugar importante en la Dieta de la Longevidad, el tema de que trata este libro.

En cambio, cuando llegué a la Little Italy de la pequeña ciudad de Melrose Park, en las afueras de Chicago, entré por primera vez en contacto con lo que llamo «la dieta de infarto». Tenía dieciséis años, de mi equipaje asomaba la funda de la guitarra eléctrica y tampoco faltaba un amplificador portátil. Mi inglés era tan pobre que en el pasaporte me estamparon el sello «*No English*».

El ambiente musical de Chicago era maravilloso, pero hacía mucho frío. Después de asistir durante varios meses a las clases de guitarra de un famoso músico be-bop, Stewart Pierce, ya estaba listo para estrenarme en los locales de música de la ciudad. Los fines de semana me escapaba de la casa de mi tía, donde me hospedaba, y me montaba en el L —el metro elevado— para ir al centro de la ciudad y sobre todo a Rush Street, donde pedía a los músicos que me dejaran enchufarme al equipo y tocar con ellos. Por lo general me lo permitían, y entonces tocaba toda la noche y no volvía a casa hasta la mañana siguiente para enfrentarme con mi tía, que estaba hecha una furia.

En aquella época, y siguiendo mis sueños, me sentía músico; no sabía nada de alimentación ni de envejecimiento, pero empecé a pensar que algo fallaba en el modo como se alimentaban en la *windy city*, porque muchos de mis

parientes, cien por cien calabreses, morían a causa de patologías cardiovasculares que en el sur de Italia no eran nada
frecuentes y menos aún en mi extensa familia. Esto es lo
que comían: beicon, salchichas y huevos para desayunar;
en las comidas principales pasta y pan a mansalva, además
de carnes de todo tipo casi a diario y a menudo dos veces al
día; poquísimo pescado; a ello sumaban abundantes racio-
nes de queso y leche, amén de postres rebosantes de azúcares simples y grasas saturadas. Tanto en las casas como en
los colegios muchos de estos alimentos estaban fritos. Las
bebidas solían llevar gas y mucha fructosa, y se bebía asimismo zumos de fruta ricos en fructosa. En la «Chicago
Pizza» había más queso que masa… No era de extrañar,
pues, que la mayoría de la población de más de treinta años
—pero también de menos— fuera obesa o tuviera sobrepeso.

Yo mismo, después de vivir tres años en Chicago comiendo lo mismo que todos, gané unos cuantos kilos y llegué a medir 1,88 m, veinte centímetros más que mi padre y
diez más que mi hermano. Uno de los motivos era que
aquel tipo de alimentación es rico en proteínas, pero también en hormonas esteroides.

## LA DIETA DEL EJÉRCITO ESTADOUNIDENSE

Después de tres años de alimentación «estilo Chicago»,
nunca habría imaginado que podría comer aún más, mucho más, y ganar más kilos, muchos más kilos. No era ciu-

dadano estadounidense y, por tanto, no podía aspirar a ningún subsidio económico, de modo que tuve que idear algo a fin de poder seguir estudiando. Alistarme en el ejército fue la única solución que se me ocurrió para pagarme la matrícula universitaria.

Cuando, con diecinueve años, llegué al Centro de Instrucción de Reclutas de Fort Knox, en Kentucky, pensaba que a fin de cuentas no estaría tan mal: todas esas películas y lo que se contaba acerca de la instrucción en el ejército estadounidense sin duda eran exageraciones. Seguramente tendría que someterme a un adiestramiento duro, pero razonable.

Sin embargo, no fue así. Me destinaron a un batallón de carros que se adiestraba con los marines, para quienes la instrucción especialmente dura era un motivo de orgullo. Dormíamos tres o cuatro horas por noche, no parábamos de hacer flexiones y otros ejercicios y comíamos como bestias.

Esto, unido a cierto número de experiencias al límite de la resistencia humana, convirtió mis dos veranos pasados en Fort Knox haciendo cosas que nunca habría imaginado en uno de los períodos más difíciles de mi vida, pero también de los más provechosos. A un pacifista como yo, apasionado por la música y la ciencia, la formación militar le enseñó a hacer las cosas sin pérdida de tiempo, siempre en el máximo nivel y reduciendo al mínimo o eliminando por completo los errores. Tenías que superarte, sin cesar. Si eras capaz de hacer 50 flexiones con los brazos, te decían que no deberías tener problemas para llegar a las 100; si corrías 3,2 kilómetros en doce minutos, te gritaban que podías recorrer la misma distancia en diez (y al final logré correr mis 3,2 kilómetros en diez minutos, ¡no está mal!).

Pero pasemos a la comida del ejército. Como es natural, la base eran la carne y los carbohidratos. La cola y otras bebidas gasificadas, en cambio, no estaban permitidas, a menos que se alcanzasen 200 puntos combinando carrera, flexiones y abdominales: una serie de 70 flexiones y otra de 60 abdominales en menos de dos minutos cada una, más 3,2 kilómetros en menos de diez minutos y treinta segundos.

Algunas veces lo logré. Probablemente fue entonces cuando entendí el concepto de dependencia de la comida, porque para nosotros llegar a beber esa mezcla de ácido fosfórico, caramelo y azúcar era lo máximo, y a los pocos que alcanzaban el objetivo de los 200 puntos todos los envidiábamos.

La «dieta del ejército», unida al ejercicio físico agotador, me hicieron ganar peso y masa muscular, o al menos eso creía. Nuestros estudios más recientes indican que la fuerza muscular no guarda relación necesariamente con el volumen de los músculos, y que seguir con periodicidad regímenes alimentarios con bajo contenido de proteínas y azúcares alternándolos con períodos de aporte proteínico normal puede dar mejores resultados en la regeneración de las células musculares, propiciando al mismo tiempo una mejoría en la salud. La prueba es que casi treinta años después hago casi el mismo número de flexiones y abdominales que cuando estaba en el centro de instrucción, en plena forma y con diecinueve años.

Este dato se ha visto confirmado por los resultados

obtenidos con ratones, que poseen un organismo óptimo porque se parece mucho al del hombre, lo que nos ha ayudado a identificar la Dieta de la Longevidad: la adopción periódica de una alimentación con poco contenido de proteínas aumenta la coordinación motora y es posible que también la fuerza muscular. En aquellos años de mi juventud, el mejor resultado que alcancé fue de 50-55 flexiones y 55-60 abdominales; nos controlaban todas las semanas, de modo que sabía con exactitud cuál era mi rendimiento máximo. En la década siguiente, con una dieta rica en carne, grasas y proteínas, mi capacidad para hacer dichas series se redujo seriamente, mientras que después de pasarme a la Dieta de la Longevidad (véase el capítulo 4) he vuelto a hacer el mismo número de flexiones y abdominales que en los años de instrucción.

Aunque este es el tipo de anécdotas que no deberían tomarse demasiado en serio, las cuento porque fue el punto de partida para algunas de las hipótesis que sometí a comprobación en mi laboratorio y en el centro clínico a fin de tratar de explicar por qué ciertos regímenes alimentarios mejoran la salud sin consecuencias negativas para la masa y la potencia muscular.

Estaba a punto de empezar la época que hemos contribuido a crear, la de las nutritecnologías, que no tratan el alimento como un amasijo de nutrientes, sino como un conjunto complejo de miles de moléculas, algunas de ellas capaces de desarrollar una acción comparable a la de las medicinas.

CREATIVIDAD, CIENCIA Y TED MEX, UNA COCINA MUY POCO
SALUDABLE

Mi objetivo, una vez terminada la instrucción militar, era
Denton, en Texas, al norte de Dallas, y concretamente la
Universidad del Norte de Texas (UNT), sede de uno de los
más prestigiosos departamentos de jazz del mundo.

Quién sabe por qué, aquella pequeña ciudad perdida
en medio de la nada había atraído a algunos de los más
grandes músicos de jazz de Estados Unidos, como el pia-
nista Dan Haerle o el guitarrista Jack Peterson, que iban a
ser mis profesores. El plan de estudios era agotador: había
que estudiar y ensayar dieciséis horas diarias siete días a la
semana, al menos durante el primer año.

Si desde la infancia te acostumbras a escuchar acordes
y reconocerlos, tu capacidad de identificar frecuencias e
intervalos no es muy distinta de la que adquiere cualquiera
reconociendo las palabras y entendiendo lo que le dicen.
Pero como mi madre y mi padre jamás habían tocado un
instrumento musical, me hallé completamente perdido, y
no había libro capaz de enseñarme a reconocer las frecuencias, de modo que tuve que aprender desde el principio a
escuchar y, esta vez, a escribir un idioma que para mí, hasta
entonces, solo había sido de «sonidos»: el idioma de las
melodías y armonías o, como lo llamaban allí, la «Armonía
Elemental».

La tarea del científico es observar, pero el significado
de las observaciones puede perderse en apenas un instante
si no las comprende o si, aunque las entienda, no logra

transformarlas en datos numéricos o hipótesis, lo que resulta sumamente difícil si no se domina su lenguaje. El estudio de la música me resultó muy útil en mis investigaciones sobre las causas del envejecimiento y la relación entre envejecimiento y alimentación. Cuando empecé a observar cómo envejecían los organismos, me asaltó la sospecha de que la genética debía tener algo que ver en el proceso; pero no sabía cómo traducir mis observaciones en términos genéticos y moleculares cuantificables. ¿Cuáles eran las armonías y melodías de la vida y la muerte? ¿Cómo descifrarlas para poder transcribirlas, modificando así un proceso de una complejidad increíble?

Uno de los símiles al que suelo recurrir cuando me preguntan si pienso que los antioxidantes (las vitaminas C, E y otros) pueden alargar la vida es que tratar de aumentar la longevidad con un incremento de la ingesta de vitamina E sería como pretender mejorar una de las sinfonías más bellas que jamás se han escrito añadiendo violonchelos a la orquesta. El violonchelo es un instrumento extraordinario, su gama de sonoridades es enorme, pero para hacer más bella una sinfonía de Mozart habría que ser mejores que Mozart, y es ingenuo pensar que con ese simple añadido pueda mejorarse algo que es ya casi perfecto. La complejidad de la vida humana en buenas condiciones de salud es mucho mayor que una sinfonía de Mozart, y han tenido que pasar miles de millones de años de evolución para que casi roce la perfección. No se mejora ni se alarga bebiendo mucho zumo de naranja.

Lo segundo que se nos pedía a los estudiantes de música, durante la universidad pero también después, era que fuésemos capaces de componer algo que nadie hubiera tocado antes, o al menos no de esa forma. Si estudias jazz puedes escoger dos caminos: uno es el de la improvisación y el otro el de la composición. Ambos son igual de importantes. El primero requiere que el músico entienda lo que siente y está tocando, de modo que sea capaz de responder a lo que está tocándose, pero también a lo que está a punto de tocarse, y que esa respuesta sea musicalmente correcta y bella. Sin embargo, eso es solo el comienzo, porque al final es la improvisación lo que ocupa el lugar principal en la música. En la ciencia, este tipo de ejercicios inducen al investigador a buscar sin cesar algo nuevo y sorprendente, pero también dotado de bases robustas, sólidas, que pueda ser apreciado y defendido por los críticos, no uno de esos descubrimientos a la última moda que ocupan las páginas de las revistas especializadas, pero que al cabo de un año ya se han olvidado.

Si usted me preguntara: «¿Qué tiene que ver esto con mi salud?». Tiene que verlo todo, contestaría, porque, si no hubiéramos sido capaces de cambiar nuestro modo de pensar, de abrir nuestras mentes a nuevas posibilidades y nuevas ideas, no habríamos descubierto los numerosos sistemas de diagnóstico y tratamiento que forman parte de la medicina actual, descubrimientos que van desde el de la penicilina por Fleming hasta el de la estructura del ADN por Watson, Crick y muchos otros.

Pero hay otro motivo por el que estoy contando mi experiencia en Texas: fue allí donde empecé a estudiar el envejecimiento. Un día —estaba en segundo de carrera— el tutor me preguntó cuándo pensaba matricularme en el curso de didáctica musical, previsto en el plan de estudios, que me permitiría dirigir una banda. «¿Una banda? ¿Una banda de las que desfilan? ¡Jamás!», pensé. Yo era músico de rock, y nadie podía obligarme a ponerme un ridículo uniforme y a dirigir a un montón de gente mientras marchaban y bailaban tocando instrumentos que tal vez solo sabrían aporrear.

Fue entonces cuando me planteé qué quería hacer realmente en la vida. No lo dudé: quería estudiar el envejecimiento.

A todos mis conocidos con más de treinta años les preocupaba envejecer, y en la mayoría de los casos las enfermedades no se diagnosticaban antes de los cuarenta. Era un tema fascinante, en el que, a la «misión imposible» de comprender las causas del envejecimiento y la muerte, se asociaba la idea —que apenas empezaba a abrirse paso en mi mente, pero que se convertiría en el mensaje central de nuestra disciplina— de que si lográsemos intervenir en el proceso de envejecimiento podríamos retrasar e incluso prevenir muchas de las enfermedades más comunes. Lo que me interesaba no era tanto saber por qué envejecen las personas, sino cómo mantener joven un organismo el mayor tiempo posible. ¿Por qué en un ratón la juventud dura un año y en un ser humano cuarenta? ¿Era posible mantenerse joven hasta los ochenta? Lo cual me llevaba a esta pregunta: ¿qué disciplina hay que escoger para estudiar el envejecimiento? Opté por el departamento y el curso de especialización en bioquímica, y cuando fui a hablar con el doctor Norton, que era el catedrático, me dijo lo siguiente: «Resumamos, para que te pueda entender ¿Eres un estudiante de jazz que nunca ha asistido a una clase de biología y quieres pasarte al curso de bioquímica para estudiar el envejecimiento? Estás loco; seguro que no aguantarás ni un semestre». La verdad es que salí de allí un poco preocupado. Venía de una familia en la que tanto mi padre, que era policía, como mi madre, ama de casa, no habían pasado de secundaria, y estudiar bioquímica en la UNT me parecía una empresa casi imposible, ¡pero mejor que ponerme a dirigir una banda de música!

Me acechaba la duda de que no lo conseguiría, pero pienso que esta inseguridad me ayudó mucho en mi práctica científica, pues me hizo dudar siempre de todo, al extremo de que en mi laboratorio la consigna es «Paranoia». Por un lado, en «estilo californiano», enseño a los alumnos y a los investigadores a creer que podrán conseguir cuanto se propongan; por el otro, les enseño a no fiarse nunca de los resultados, suyos o ajenos, y a pensar siempre que hay algún error, que el resultado se desvanecerá cuando, gracias a nuevos experimentos, lo veamos todo desde otro ángulo. La imagen que suele tenerse de los científicos y los dirigentes es la de personas que siempre están seguras de lo que hacen; pero ya desde entonces estaba convencido de que la seguridad era un modo de dejar que la arrogancia prevaleciera sobre el conocimiento, una actitud con la que me tropiezo a menudo, tanto en las universidades como en las clínicas. Los grandes descubrimientos, sin embargo, suelen ser fruto de las dudas y la creatividad.

Pero yo era un estudiante admitido en una de las escuelas de música más selectivas del mundo, por lo que no quise renunciar. Un año después hacía investigaciones en el laboratorio universitario como voluntario y me iba bastante bien con la bioquímica. Poco después, empecé a recorrer casi cien kilómetros diarios para acudir al laboratorio del doctor Gracy, el experto en envejecimiento más prestigioso de Texas. Fue allí donde estudié los procesos de deterioro de las proteínas.

Podemos imaginar las proteínas como los ladrillos que forman la estructura del organismo, pero al mismo tiempo como la centralita desde la cual la información biológica se transmite entre las células o dentro de ellas. Por ejemplo, la hormona del crecimiento es una proteína que circula por la sangre y activa los receptores de las hormonas que hay en la superficie de las células, estimulando así su crecimiento. Como todas las demás proteínas, esta hormona puede alterarse y dañarse con la edad, lo que afecta su función y eficacia. En el laboratorio del doctor Gracy estudiábamos el modo de invertir este proceso de deterioro.

Tiene gracia que después de una infancia y de una adolescencia en Molochio y Génova marcadas por una dieta mediterránea bastante saludable, cuando fui estudiante de bioquímica especializado en envejecimiento mantuviera unas costumbres alimentarias muy poco saludables durante todo el período universitario: comía hamburguesas, patatas fritas y cosas por el estilo. Porque la cocina Tex Mex incorpora todos los peores elementos nutricionales que puedan imaginarse. Partiendo de la cocina mexicana, que es relativamente sana, la Tex Mex reúne componentes muy dañinos para la salud, como el aceite de freír, los quesos y las carnes de mala calidad, todo ello regado con bebidas con alto contenido de fructosa. Pese a mi formación bioquímica, no se me pasaba por la cabeza que mi dieta podría repercutir en mi salud y predisponerme a ciertas enfermedades. No es de extrañar que, según una encuesta Gallup de 2014, la meca de la cocina Tex Mex, San Antonio, sea la segunda de las grandes ciudades estadounidenses en mayor porcentaje de obesos.[1] Tampoco es de extrañar que al cabo de unos años mi colesterol hubiera subido a 250, la tensión arterial a 140 y que los médicos se dispusieran a atiborrarme de medicinas.

Pero estaba a punto de ir a la Universidad de California de Los Ángeles (UCLA), donde, en el laboratorio de Roy Walford, por entonces el mayor experto mundial en nutrición y longevidad, mi alimentación iba a cambiar, y con ella mi vida.

---

1.  http://www.mysanantonio.com/news/local/article/Report-San-Antonio-se-cond-fattest-major-U-S-city-5388615.php

## 2

## Envejecimiento, longevidad programada y «juventología»

### POR QUÉ ENVEJECEMOS

El planteamiento de este libro es muy distinto al de la mayoría de los libros sobre dietas, porque se centra en el envejecimiento y no simplemente en las enfermedades y los trastornos. Por eso es importante entender ante todo qué es el envejecimiento y cuáles son las estrategias que tienen más posibilidades de frenarlo sin causar otros problemas.

Con el término «envejecimiento» se indican los cambios que se producen con el paso del tiempo, tanto en los organismos vivos como en los objetos inanimados; estos cambios no son necesariamente negativos. Si bien es cierto que los seres humanos y la mayoría de los seres vivos en edad avanzada presentan disfunciones, hay casos en que el envejecimiento implica mejoras. Un ejemplo: los ganadores del maratón de Nueva York suelen ser treintañeros y muchos de los primeros clasificados pasan de los cuarenta. De lo que se deduce que en el cuerpo humano, tomado en conjunto, se producen cambios físicos y mentales positivos en virtud de los cuales una persona de treinta y cinco rinde más en esta durísima competición que otra con quince años menos.

En vez de «envejecimiento» podríamos usar la palabra «senescencia», que describe mejor el proceso de envejecer perdiendo funcionalidades y, por tanto, excluye las mejoras antes mencionadas. Pero ¿por qué envejecemos? Mejor dicho: ¿por qué no deberíamos envejecer?

El mecanismo de la selección natural propuesto por Charles Darwin y Alfred Wallace, base de la teoría de la evolución, puede describirse de forma resumida como una serie de procesos que preservan un organismo mientras es capaz de engendrar descendientes sanos: en el transcurso de una evolución de millones de años la duración de la vida del organismo tenderá a aumentar si lo hace la capacidad de engendrar una prole sana. Tanto Wallace como Darwin se plantearon la hipótesis de que los procesos de envejecimiento y muerte estaban programados. Por ejemplo, un organismo moriría de manera prematura para evitar la superpoblación. Pero ambos científicos descartaron tal hipótesis por ser muy difícil de demostrar.

Ciento cincuenta años después, el laboratorio que dirijo ha obtenido una de las primeras pruebas experimentales para esta hipótesis del «envejecimiento programado». Hemos demostrado que un grupo de microorganismos «egoístas», manipulados genéticamente para vivir más, acaban extinguiéndose, mientras que los que viven menos y actúan de un modo altruista logran multiplicarse. En otras palabras, las alteraciones genéticas que limitan la vida por debajo del potencial de un organismo aumentan su capacidad de reproducirse.

Pero no se ha demostrado que los seres humanos estén programados para morir. Cuando, durante una conferencia en Palermo, presenté por primera vez los resultados y mi teoría sobre el envejecimiento programado, Tom Kirkwood, autor de una de las teorías sobre el envejecimiento más acreditadas, la «teoría del cuerpo desechable» (o «de usar y tirar»), objetó que para sostener la hipótesis del envejecimiento programado había que demostrar científicamente la selección de grupo, una de las teorías más controvertidas y endebles de la biología evolucionista, según la cual unos grupos de organismos se comportan de forma altruista, sacrificándose para proteger o beneficiar al grupo a sus expensas.

En la mayoría de los casos puede afirmarse que un comportamiento altruista como el del ave que guía la bandada en vuelo, asumiendo un riesgo por el bien de las que la siguen, forma parte de sus deberes, y que aceptar ese riesgo tendrá una ventaja como contrapartida. Pero si un organismo muere para favorecer a los demás está claro que no hay rastro de egoísmo en su acto altruista. Si la muerte no se produce por azar (sin una finalidad), está necesariamente programada y es altruista.

Las teorías que tratan de explicar el proceso de envejecimiento se cuentan por cientos, pero pocas han llamado la atención de los científicos, porque, aun siendo correctas, tienden a tener muchos aspectos en común. Por ejemplo, está la famosísima teoría de los radicales libres, según la cual el oxígeno y otras moléculas con efecto oxidante pueden provocar daños en casi todos los componentes de las células y los organismos, como sucede cuando los metales se oxidan en contacto con el oxígeno y el agua. Otra de las teorías más acreditadas sobre el envejecimiento es la ya citada del cuerpo desechable: según Tom Kirkwood, los organismos se vuelcan en la reproducción e incluso en sí mismos, pero solo lo necesario para dar vida a futuras generaciones. Nuestro cuerpo, portador del material genético (el ADN) contenido en los espermatozoides y los óvulos, está disponible («aprovechable») mientras engendra cierta cantidad de prole. Aunque no resulte muy halagador, según esta teoría, nosotros seríamos meros portadores «desechables» de ADN.

Estas teorías no acababan de convencerme, porque se centraban en el proceso de envejecimiento y no en la capacidad de los organismos para mantenerse jóvenes. Hace unos quince años empecé a plantearme la cuestión desde este punto de vista con mi «teoría de la longevidad programada».[1] En síntesis, planteaba que los organismos que podrían hacer grandes esfuerzos para protegerse del envejecimiento no lo hacen, no porque no sean capaces de maximizar tanto la protección como la reproducción, sino porque su nivel de salvaguardia ya es suficiente para alcanzar el fin.

1. V. D. Longo, J. Mitteldorf y V. P. Skulachev, «Programmed and Altruistic Ageing», *Nature Reviews Genetics* 6, pp. 866- 872, noviembre de 2005.

Usando un símil podríamos preguntarnos: «¿Es posible construir un avión capaz de volar más tiempo sin que se reduzcan sus prestaciones?».

Al menos puede haber dos soluciones:

1) El avión será capaz de volar más tiempo, pero para prevenir el desgaste hará falta más carburante y mayor mantenimiento por cada milla de vuelo.

2) El avión será capaz de volar más tiempo, pero tendremos que dotarlo de una tecnología más avanzada para reducir el desgaste; entonces ya no hará falta más carburante ni mayor mantenimiento.

Trasladamos este ejemplo a la especie humana: podemos consumir más comida (1) o mejorar el modo como utilizamos la comida con que nos alimentamos para protegernos mejor y lograr que nuestro cuerpo funcione correctamente durante más tiempo (2). Es posible que no haya ninguna razón para hacerlo, porque el envejecimiento y la muerte a los ochenta años ya garantizan que la especie humana haya seguido reproduciéndose; pero la verdadera pregunta es esta: en la mayoría de los organismos, ¿pueden mejorarse los sistemas de protección y reparación para frenar el envejecimiento, o hemos alcanzado ya el máximo nivel de protección?

Es muy probable que no sea así y que puedan mejorarse los sistemas o lograr que funcionen más tiempo, de modo que el cuerpo no empiece a experimentar un claro declive entre los cuarenta o cincuenta años sino, pongamos, entre los sesenta o setenta. Es lo que llamamos «longevidad programada», una estrategia biológica avanzada para poder influir en la duración de la vida y la salud mediante procedimientos de protección y regeneración.

En la última década ha habido muchos debates sobre este tema, y en ellos yo siempre he defendido la idea del envejecimiento y la longevidad programados frente a la opinión de otros expertos que sostenían las teorías evolucionistas más tradicionales, como la del «cuerpo desechable». Al final de dos de estos debates, que tuvieron lugar en Texas y California, respectivamente, se le pidió al público que mostrara su preferencia por una de las dos posiciones. En ambos casos, a pesar de que había logrado convencer a casi la mitad de las personas, perdí, probablemente porque las teorías de la evolución comúnmente aceptadas se ven como una suerte de dogmas y la mayoría de los científicos no quisieron considerar otras posibilidades.

## LONGEVIDAD PROGRAMADA Y «JUVENTOLOGÍA»

Estos debates sobre el envejecimiento apasionan a los científicos, pero ¿cómo nos ayudan a vivir muchos años con buena salud? Mi teoría de la longevidad programada es crucial en este sentido, porque afirma que entender cómo y por qué envejecemos no es tan importante como entender qué hace que nos mantengamos jóvenes: para esto he acuñado el término «juventología», que significa «estudio de la juventud».

Se me preguntará: ¿y qué diferencia hay? Y yo respondo: una gran diferencia. Cuando se trata de entender por qué un coche se hace viejo, se puede examinar el motor y llegar a la conclusión de que con el paso del tiempo se oxida y por tanto, para que dure más, hay que añadir antioxidantes al carburante o al aceite de motor. Como ya he dicho, viene a ser lo mismo que lo que sugiere la teoría de los radicales libres para aumentar la longevidad con buena salud, y es uno de los métodos para retrasar el envejecimiento que cuenta con más apoyos entre los científicos.

Pero si lo que os proponéis es que un motor funcione bien durante mucho más tiempo, podréis proyectarlo de modo que se deteriore más despacio, pero también que se reconstruya periódicamente o que de manera regular se le puedan recambiar piezas. El motor de nuestro cuerpo «envejece» en ambos casos, pero si se programa para durar más pondrá en marcha mecanismos de protección, reparación y recambio que le ayuden a mantenerse joven y funcional. Ahí radica la diferencia entre el actual enfoque «gerontológico» y la, a mi juicio, más eficaz «juventología», basada en la ciencia que estudia y explica cómo mantenerse joven. En este capítulo y en los siguientes presentaré las estrategias, sobre todo alimentarias, que pueden promover estos efectos protectores, regeneradores y rejuvenecedores. Haré especial hincapié en el descubrimiento del nexo entre nutrientes y genes de la longevidad, y en los sistemas para reprogramar nuestro cuerpo a fin de que se mantenga sano más tiempo y, por tanto, nos permita vivir con salud más años.

## El descubrimiento de los genes y los sistemas del envejecimiento

Antes he dicho que para mantener joven un organismo debemos intervenir en su «programa de longevidad». Pero si desconocemos los mecanismos moleculares de la longevidad es casi imposible reprogramarlo para que viva más tiempo, lo mismo que es casi imposible aumentar la eficacia de un programa de nuestro ordenador sin ser ingeniero electrónico con un conocimiento profundo del lenguaje de programación. De modo que en 1992 recalé en la UCLA de Los Ángeles, una de las patrias de la investigación sobre longevidad, dispuesto a interrumpir mi carrera como guitarrista de rock (aunque durante los tres años posteriores a mi doctorado seguí tocando, de gira por la costa Oeste) para dedicarme a la genética y la bioquímica de la longevidad. Las dos universidades rivales de la *City of Angels*, probablemente influidas por las aspiraciones a la eterna juventud de las estrellas de Hollywood, habían contratado a auténticas lumbreras en el estudio del envejecimiento: el famoso patólogo Roy Walford, MD (en la UCLA) y el neurobiólogo Caleb Finch, PhD (en la USC, la Universidad del Sur de California). Para mi doctorado escogí a Walford.

En la UCLA estudié el efecto de la restricción calórica, es decir, el efecto retardante de una reducción diaria del 30 % de las calorías sobre el envejecimiento del sistema inmunitario y de otros sistemas, tanto en ratones como en humanos. Pero Roy Walford y yo nos comunicábamos solo por videoconferencia, porque él había decidido encerrarse junto con otras siete personas durante dos años en una especie de clausura voluntaria llamada Biosfera 2, construida en pleno desierto de Arizona. Lo había hecho como parte de un proyecto cuya finalidad era averiguar si y cómo puede permanecer el hombre en un ambiente completamente sellado durante años, produciendo todo lo que come. El experimento servía para estudiar al hombre en un ambiente sumamente regulado y quizá también para dar con un sistema que sirviera para las bases espaciales. Cuando esos ocho aventureros salieron de allí, yo también fui a recibirles. De acuerdo con las teorías de Walford, se habían impuesto (o mejor dicho, Walford les había impuesto) una fuerte reducción del consumo calórico durante casi dos años: estaban tan flacos que daban miedo y eran uno de los grupos de personas más iracundas que había conocido.

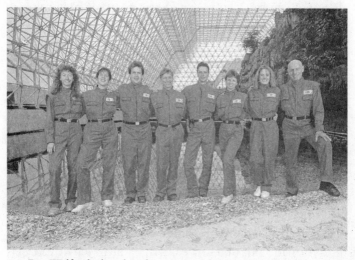

2.1. Roy Walford y los «biosferanautas» al inicio de su hazaña.

Después de pasar dos años en el laboratorio de Walford, años emocionantes pero pobres en resultados, me sentía impotente frente al enorme muro que me separaba de los secretos del envejecimiento. Las investigaciones con ratones y hombres eran interesantes, pero se trataba de organismos demasiado complejos para poder identificar en un plazo relativamente corto los genes responsables del envejecimiento y comprender su funcionamiento, dos resultados necesarios a fin de traducir los descubrimientos en métodos capaces de lograr que las personas vivan más con buena salud.

La simplificación extrema de un planteamiento como la restricción calórica crónica, los rostros desencajados de los supervivientes de Biosfera 2 y el fracaso de la experimentación con ratones me llevaron a la conclusión, en 1992, de que quizá estudiar los roedores no era la mejor manera de comprender cómo funciona el envejecimiento, así que opté por un enfoque reduccionista. Pasé al Departamento de Bioquímica y empecé a estudiar el envejecimiento de las levaduras de panadería, organismos sencillos, monocelulares, que a mí y a otros nos permitían estudiar el lenguaje de la vida, el envejecimiento y la muerte partiendo de las moléculas.

Cuando pensamos en la levadura de inmediato nos vienen a la mente el pan y la cerveza, pero el *Saccharomyces cerevisiae* (levadura de panadería) es también uno de los organismos más estudiados por los científicos. Es sencillo (está formado por una sola célula), barato, fácil de estudiar (algunos científicos llevan a cabo parte de sus experimentos en su casa) y fácil también de modificar genéticamente (con unos 6.000 genes, es bastante factible quitar o añadir uno).

Sin embargo, al pasar de los ratones a la levadura corrí un gran riesgo: a lo mejor descubría cómo envejecía la levadura, pero los resultados de mis descubrimientos podrían ser irrelevantes respecto al envejecimiento humano. De hecho, eso pensaban casi todos los colegas que trabajaban con ratones y con humanos. No obstante, un pequeño grupo de científicos, la mayoría estadounidenses, y yo decidimos que el trayecto más sencillo para entender el envejecimiento en el ser humano era dar con el gen que lo regula en los organismos simples, para volver luego a los ratones y al hombre.

Lo primero que hice fue decidir un nuevo enfoque científico; así inventé un método al que llamé «vida cronológica de la levadura» y lo apliqué para identificar los genes que intervenían en el envejecimiento. Corría el año 1994 y nadie había identificado todavía ningún gen que regulase el proceso de envejecimiento en un organismo. Gracias a los esfuerzos de Tom Johnson, de la Universidad de Colorado, y de Cynthia Kenyon, de la UCSF de San Francisco, sabíamos que los genes podían alargar la vida de los gusanos, pero ignorábamos cuáles eran y qué hacían.

Con tres premios Nobel y muchos miembros de la Academia Nacional de Ciencias trabajando en sus laboratorios, la UCLA era un paraíso para cualquier científico. A mi alrededor estudiaban grandes genetistas, bioquímicos y biólogos moleculares, todos ellos dispuestos a colaborar con las técnicas, las células y los materiales necesarios para descubrir por qué y cómo envejecen los organismos. Ni siquiera hacía falta llamar a las puertas, porque las de todos estos profesores, incluidos los premios Nobel, estaban casi siempre abiertas.

No obstante, tampoco explicábamos claramente que estábamos estudiando el envejecimiento, porque todos pensaban que era un asunto extraño, por no decir un tanto disparatado. Cuando me preguntaban en qué estaba trabajando yo contestaba: «Bioquímica de los radicales libres», porque así no ponían pegas. Gracias a la sencillez del organismo y a las avanzadas técnicas genéticas, celulares y moleculares aplicables a la levadura, en apenas un año de ensayos en el laboratorio de la química Joan Valentine y la genetista Edie Gralla realicé dos descubrimientos importantes con mi nuevo método para estudiar el envejecimiento en las levaduras:

1) Si les hacía que «pasaran hambre», sacándolas de un líquido rico en azúcares y otras sustancias nutritivas para ponerlas en otro donde solo había agua, las levaduras vivían el doble;

2) El azúcar era el nutriente que hacía que envejecieran más deprisa y murieran, activando los genes Ras y PKA y desactivando factores y enzimas que las protegían de la oxidación.

En aquel breve período en el Departamento de Bioquímica, gracias a un organismo sumamente sencillo, identifiqué no solo el primer gen que regula el proceso de envejecimiento, sino toda la vía metabólica.

El método era tan novedoso y sencillo que la comunidad científica no acababa de creérselo y se resistía a aceptar tanto la «cronología de la levadura» como el descubrimiento de la vía metabólica del azúcar que favorecía el envejecimiento. Cuando propuse publicar la investigación en la prestigiosa revista estadounidense *Cell*, los revisores contestaron: «Interesante, pero no nos lo creemos», y aquello que yo y mis mentores sabíamos que era un descubrimiento excepcional acabó apareciendo solo en mi tesis doctoral y en otras dos publicaciones que durante algún tiempo estuvieron bastante olvidadas. Mi jefa, Joan Valentine, solía decirme: «Mira, Valter, te cuesta publicar estos estudios porque hablas de cosas que van cinco años por delante y nadie entiende de qué estás hablando. Es mucho más fácil publicar cosas de las que se habla hoy, o algo que continúe con lo que se descubrió ayer». Más o menos en la misma época Cynthia Kenyon, de la UCSF, y Gary Ruvkun, de Harvard, publicaron sus descubrimientos sobre el daf-2 y otros genes que regulan el envejecimiento en los gusanos, en una serie de artículos de los que se hicieron los medios de comunicación de todo el mundo. A mí, en cambio, me tocó quedarme en el banquillo como reserva y esperar cinco años a que me llegara el turno, como había dicho Joan.

En 1996 Tom Johnson, que estaba tratando de identificar un gen desconocido que alargaba la vida de los gusanos, mostró interés por mi descubrimiento y me invitó a presentar mis datos sobre la «vía metabólica del azúcar» en la Gordon Conference on the Biology of Aging, en la que participaban los más importantes investigadores especializados en la biología del envejecimiento. Cuanto terminé la presentación en la sala no se oía una mosca, y hasta Tom Johnson probablemente se preguntaba si no habría cometido un grave error invitándome. Los próceres de la disciplina, que después serían mis colegas y amigos, me escudriñaban con una expresión que significaba, más o menos: «¿De dónde ha salido este estudiante y de qué habla?». No obstante, animado por las similitudes entre mis descubrimientos sobre levaduras y los de Johnson, Kenyon y Ruvkun sobre gusanos, publiqué el primer artículo en que se planteaba la hipótesis de que muchos organismos, si no todos, envejecen de un modo parecido, y de que los genes y la «estrategia molecular» para alargar la vida deben ser análogos, cuando no idénticos.

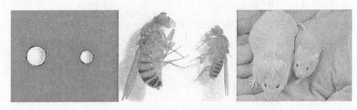

2.2. Levaduras, moscas de la fruta y ratones enanos con mutaciones similares presentan récords de longevidad.

Pero tuvieron que pasar otros seis años antes de que mis resultados sobre los genes activados por los azúcares se publicaran en la revista *Science*, junto con el descubrimiento de los genes del envejecimiento activados por aminoácidos y proteínas (Tor-S6K) en mi laboratorio de la USC. Y otros ocho para que varios laboratorios confirmasen experimentalmente estos datos sobre ratones, y una década para que mi laboratorio aportase la primera prueba de que los mismos genes y las mismas vías metabólicas protegen también a los seres humanos de las enfermedades relacionadas con el envejecimiento, tras estudiar a un grupo de personas aquejadas de enanismo que viven en Ecuador y carecen de receptor de la hormona del crecimiento (figura 2.3).

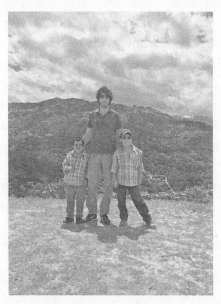

2.3. En Ecuador, junto a dos personas con «síndrome de Laron».

Empecé a investigar en Ecuador en 2006, cuando Pinchas Cohen me dijo que si quería estudiar personas que tuvieran defectos en el receptor de la hormona del crecimiento (síndrome de Laron) no podía dejar de ponerme en contacto con Jaime Guevara, un endocrinólogo que estaba siguiendo cien casos de este síndrome en Ecuador. Han pasado diez años desde que lo invité a Los Ángeles por primera vez para hablar de los pacientes que ha tratado durante treinta y cinco años. En este tiempo, Jaime y yo hemos publicado una serie de trabajos sobre la población a la que diagnosticaron el síndrome de Laron que, gracias a los artículos del *New York Times* y a periódicos y televisiones, es conocida en todo el mundo. En 2011 publicamos el estudio más importante sobre ellos, donde se revelaba una incidencia bajísima de cáncer y diabetes en estos individuos (figura 2.4) a pesar de tener una alimentación y un estilo de vida pésimos. Tras oír decir a los periodistas que son personas inmunes a las enfermedades, a menudo comentan mientras fuman e ingieren enormes platos de comida frita: «Total, somos inmunes».

Este estudio fue la primera verdadera demostración de mi teoría de la conservación del envejecimiento, en la que

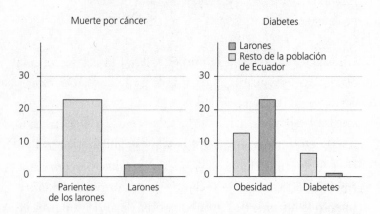

2.4. Los individuos con mutaciones en el receptor de la hormona del crecimiento (MROC) están protegidos de las enfermedades.

proponía que unos genes similares o iguales controlaban el envejecimiento tanto en organismos sencillos como las levaduras como en los más complejos, incluido el hombre. A Guevara y a mí, junto con uno de los pacientes Laron (conocidos como «larones»), nos invitaron a presentar nuestros descubrimientos incluso en el Vaticano, donde iba a recibirnos el papa Benedicto XVI; pero poco antes de que llegáramos a Roma el pontífice decidió renunciar a su cargo. Para mí, Ecuador, y sobre todo las zonas remotas de los Andes, en el sur del país, donde viven muchos de estos pacientes, ha llegado a ser un lugar mágico adonde voy siempre que puedo. Discuto mucho con Jaime, pero hemos entablado una provechosa colaboración y una fuerte amistad.

## EL NEXO NUTRIENTES-GENES-ENVEJECIMIENTO-ENFERMEDADES

Un «factor de riesgo» (como el exceso de colesterol o la obesidad) es algo capaz de influir en la probabilidad de contraer cierta enfermedad o de morir. Se ha demostrado que la obesidad es un factor de riesgo de la diabetes, porque puede multiplicar por cinco la posibilidad de desarrollarla. Aunque pensamos que la mala alimentación, la vida sedentaria o la dotación genética heredada de nuestros progenitores son importantes «factores de riesgo», se ha demostrado que el mayor factor de riesgo de contraer enfermedades como el cáncer, los trastornos cardiovascula-

res, Alzheimer y otras muchas dolencias es el envejecimiento. Según un dato reciente, la probabilidad de que
una mujer de veinte años enferme de cáncer de mama en
los diez años siguientes es del 1 por 2.000; este número
sube al 1 por 24 en el caso de las mujeres septuagenarias:
casi aumenta cien veces.

Por tanto, dado que la edad es el principal factor de
riesgo de contraer las enfermedades más graves, intervenir
en el envejecimiento es mucho mejor que tratar de prevenir y curar las principales enfermedades una a una.

En los ratones, que viven dos años y medio, los tumores
empiezan a aparecer más o menos al año y medio de edad,
y en las personas que viven un promedio de ochenta la mayoría de los tumores aparecen después de los cuarenta
años, que es más o menos a la misma altura de la vida. Por
eso podemos influir en la posibilidad de desarrollar mu-

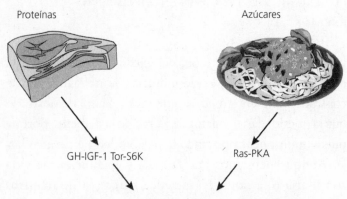

2.5. La regulación del envejecimiento y de las patologías mediante las
vías metabólicas activadas por las proteínas y los azúcares.

chas enfermedades mediante el «programa de longevidad», y hoy sabemos que somos capaces de ello orquestando los reguladores principales de dicho programa con la alimentación. La figura de la página anterior muestra cómo los azúcares, las proteínas y los aminoácidos influyen en los genes y en la vía metabólica, ya ampliamente aceptados como aceleradores del envejecimiento: Tor-S6K, GH-IGF-1 y PKA. Para reprogramar y maximizar la longevidad en el cuerpo humano tenemos que seguir estudiando cómo controlan estos genes los distintos regímenes alimentarios, lo que equivale a profundizar en el programa de longevidad y el estudio de todas las patologías asociadas al envejecimiento.

La estrategia que adoptamos otros investigadores y yo para empezar a entender la biología genética y molecular de la longevidad partiendo de los organismos sencillos se reveló acertada, pero para alcanzar esta meta fueron necesarios muchos años de duro trabajo de un grupo formado por la mayor parte de los genetistas y biólogos moleculares de distintas universidades, como la UCLA, la USC, el MIT, Harvard, la UCSF, la Brown y el University College de Londres.

## DEL ENVEJECIMIENTO A LOS RETOS DE LA MEDICINA

Mi segunda pasión, que pude encauzar cuando colaboré con Walford en el hospital de la UCLA, era usar la bioquímica para resolver problemas médicos. Como bien sabe todo aquel que trabaja en el ámbito de la medicina, a fin de optimizar la prevención y el tratamiento de las enfermedades es preciso conocer sus causas a escala molecular y celular, y saber cómo restablecer el pleno, correcto y sano funcionamiento de moléculas y células. Tratar de curar una enfermedad sin disponer de estos conocimientos es como intentar reparar un coche sin saber cómo funciona el motor o la instalación eléctrica, pero con una enorme diferencia: reparar un coche o un avión es relativamente sencillo, pues quienes los hemos construido somos nosotros y por eso sabemos exactamente cómo funcionan; pero el cuerpo humano no lo hemos construido nosotros y todavía estamos lejos de entender cómo funciona con exactitud.

Siempre he pensado que aplicando nuestros conocimientos bioquímicos a la medicina podremos no solo hacer mucho por los pacientes, sino de un modo mucho rápido y con menor gasto.

Varios años después, gracias a la investigadora Lizzia Raffaghello, tuve la oportunidad de conocer a niños enfermos de cáncer en el Children's Hospital de Los Ángeles. Lizzia se mostraba perpleja ante el hecho de que el objetivo de mis investigaciones fuese alargar la vida y mantener a la gente sana hasta los cien años, cuando en el hospital donde trabajaba muchos niños ni siquiera llegarían a cumplir los diez.

Entre ellos, había una niña del sur de Italia. Después de sopesar la posibilidad de aislar las células de su neuroblastoma para examinarlas en laboratorio y averiguar qué terapia podría resultar más eficaz, tuvimos que rendirnos a la evidencia de que ese tipo de investigación no estaba permitido ni en el hospital ni en mi departamento. Al final la niña volvió a Italia, donde murió. Nunca olvidaré con cuánta atención observaba su gotero de solución salina, con la seriedad y madurez de una enfermera que se asegurase de su correcta administración.

Dividí mi laboratorio en dos zonas de interés correspondientes a dos objetivos distintos: un equipo de investigadores seguiría trabajando en la bioquímica y la genética del envejecimiento y otro se encargaría de resolver problemas médicos mediante estrategias basadas en lo que estábamos aprendiendo acerca de la protección de las células; estrategias baratas y que podían tener una rápida aplicación clínica. El resultado fueron nuestros descubrimientos sobre la distinta resistencia y sensibilización al estrés, que recurren al ayuno prolongado para inducir a las células a adoptar una modalidad de alta protección, a la vez que las células tumorales se vuelven muy vulnerables a la quimioterapia y otras terapias antitumorales (como explicaré mejor más adelante, en el capítulo dedicado a este tema); y otras estrategias aplicables a la diabetes y a las enfermedades autoinmunes, cardiovasculares y neurodegenerativas.

## USC LONGEVITY INSTITUTE Y EL IFOM

De este modo mi viaje a Estados Unidos en pos de la gloria como estrella del rock se convirtió en una aventura en busca de los secretos del envejecimiento y de las enfermedades en la metrópolis californiana donde se sueña con la eterna juventud. A partir de 2001 el viaje me llevó a la USC de Los Ángeles, donde soy profesor de Gerontología, Ciencias y Neurociencias Biológicas, y donde hace unos cinco años fundé el USC Longevity Institute, que actualmente dirijo.

Gracias al trabajo pionero de muchas personas, pero especialmente de Caleb Finch, la Facultad de Gerontología de la USC, fundada en 1975, es el instituto más antiguo e importante del mundo dedicado exclusivamente a la didáctica e investigación del envejecimiento. En el Longevity Institute trabajan muchos miembros de la facultad, desde científicos puros hasta clínicos, llegados de distintos departamentos y unidos en la misión de mantener a las personas sanas hasta edades muy avanzadas.

Hace dos años, gracias a mi prolongada colaboración con Brian Kennedy, presidente del Buck Institute for Aging Research y pionero de la genética del envejecimiento, se creó una asociación entre nuestros dos centros: otro puntal de la investigación sobre el envejecimiento, con sede al norte de San Francisco. Juntando sus fuerzas, más de cuarenta científicos y cientos de estudiantes e investigadores se dedican a la biomedicina y al envejecimiento. La investigación que se lleva a cabo en estos centros nos ha permitido tener un conocimiento mucho más profundo de las bases y los aspectos clínicos del envejecimiento, así como de las enfermedades relacionadas con él.

Por último, en 2014 fui nombrado director del Programa Oncología y Longevidad del Istituto FIRC de Oncologia Molecolare de Milán, uno de los centros de investigación sobre el cáncer más importantes de Europa.

# 3

## Los Cinco Pilares de la Longevidad

LA REVOLUCIÓN DE LA LONGEVIDAD

Las dietas más conocidas no tienen en cuenta el motivo más importante para seguir una: vivir mucho y «vivir y morir sanos». Estamos tan acostumbrados a relacionar la muerte con el cáncer, las dolencias cardíacas y otras enfermedades crónicas que pensar en «morir sanos» es imposible. Pues bien, esta es la promesa de la «revolución de la longevidad» que impulsa la investigación con organismos simples, ratones, ratas, monos y humanos. Gracias a la gerontología, la medicina preventiva y la investigación geriátrica hoy sabemos que la vida —incluso una muy larga— no está necesariamente asociada a las enfermedades.

Los ratones que alimentamos de un modo distinto en el laboratorio viven más tiempo y enferman menos, pese a su edad avanzada; estudios a largo plazo con monos sometidos a una dieta de restricción calórica demuestran una disminución importante de la incidencia de enfermedades y al mismo tiempo una prolongación de la vida, en sintonía

con nuestro reciente estudio que relaciona la ingesta elevada de proteínas con el cáncer y otras causas de mortalidad
en el hombre. A esto cabe añadir nuestro descubrimiento
de que, como ocurre con los ratones que no poseen el receptor de la hormona del crecimiento, el grupo de ecuatorianos que carecen del receptor de esta hormona pocas veces desarrolla diabetes y cáncer, y también podría hallarse
protegido de otras enfermedades, pese a llevar una alimentación muy pobre y un estilo de vida sedentario. De modo
que una determinada «Dieta de la Longevidad» combinada con dietas que imitan el ayuno periódicas (véanse los
capítulos 4 y 6), o poseer los «genes adecuados», son dos
factores que pueden alargar la vida y mejorar la salud. En
los capítulos siguientes explicaré mejor esta relación entre
sustancias nutrientes, genes, longevidad y enfermedades.

En los últimos años he estudiado a las dos personas más
viejas de Italia: a Salvatore Caruso, que por entonces tenía
ciento diez años, y a Emma Morano, de ciento dieciséis.
Emma es hoy la persona más vieja del mundo y de toda la
historia datada de Italia. Cuando les conocí, ambos eran
capaces de recordar casi todo su pasado y de hacer muchas
cosas sin ayuda. Por desgracia, Salvatore ha muerto, pero
tanto él como Emma —mis héroes— son ejemplos notabilí-
simos de longevidad y salud. Emma, probablemente, ejemplifica el efecto de los genes sobre la longevidad (su dieta,
desde hace algunas décadas, no es lo que se dice saludable)
y Salvatore, en cambio, ejemplifica el efecto de la dieta.

¿A QUIÉN CREER?

La alimentación es el factor más importante que puede controlarse y ejerce una influencia enorme en la posibilidad de vivir cien o incluso ciento veinte años con buena salud, como Salvatore y Emma. Es evidente que hacer caso en materia de alimentación a las personas adecuadas puede resultar crucial para nuestra vida y la de las personas que nos rodean. Por tanto, es esencial determinar, ante todo, si quien se llama «experto» posee los conocimientos apropiados que lo califican para decir a otros lo que deben o no comer. En un mundo donde internet tiene tal preponderancia, el más serio peligro para nuestra salud probablemente sea el caos provocado por la idea de que cualquiera puede dar consejos nutricionales.

Hace poco, durante un viaje en tren de Milán a Génova, me encontré en medio de un grupo de pasajeros que afirmaban saber mucho de alimentación. Un administrador de fincas genovés jubilado dijo que las tortillas de su mujer eran la clave de su peso ideal y de su salud; la señora que iba sentada a su lado objetó que los huevos tienen mucho colesterol y que su pasta con calabacín era mucho más saludable. Después de que todos los «expertos» hubieran expuesto sus respectivas recomendaciones sobre la comida, se dirigieron a mí y me preguntaron por qué no había intervenido a fin de dar mi parecer.

Puesto en un brete, le dije al administrador jubilado: «Creo que debería reducir el número de huevos semanales». Él me contestó: «Usted me cae gordo, ¿sabe?».

En realidad, dado que todos nos alimentamos, muchos creen que son expertos en el asunto «alimentación» y pueden influir en los demás, pero nunca oímos afirmaciones como: «Viajo mucho en avión, de modo que podría pilotar uno», o: «Me pongo enfermo a menudo, de modo que podría ser médico». Días atrás discutí con la madre de un niño que, después de preguntarme qué debía comer su hijo para gozar de buena salud, ni siquiera esperó a que terminara de contestar y afirmó: «Creo que lo mejor es que coma de todo en la justa medida».

Pero ¿qué significa «en la justa medida»? Le pregunté: «¿Se subiría a un avión proyectado por usted o por un ingeniero que trabaja en el aeropuerto de su ciudad?». Ella sabía que la respuesta en ambos casos era «no». La mayoría de los aviones están proyectados por equipos de ingenieros de todo el mundo seleccionados por empresas como Boeing o Airbus, que aplican tecnologías que se remontan a los hermanos Wright e incluso a Leonardo da Vinci. «Entonces ¿por qué cree que pueden tomarse decisiones fundamentales, de las que podría depender la posibilidad de que usted y su hijo sufran cáncer, diabetes, trastornos cardiovasculares y muchas otras enfermedades basándose en la idea de que "hay que comer en la justa medida"?»

En el curso sobre nutrición y longevidad que doy en la universidad, siempre pregunto a mis alumnos: «¿Cuántas calorías tiene un bollo?». La mayoría piensa que contiene unas 100-150 calorías; en realidad, suele aportar entre 250 y 500 calorías, si no más. Cuando empecé a dirigir ensayos clínicos con cientos de pacientes a quienes se les decía lo que debían comer, me di cuenta de que la mayoría de las personas no entienden lo que significan indicaciones como: «Debería comer 0,8 gramos diarios de proteínas por kilo de peso corporal». Los periodistas que escriben sobre temas de medicina también me han confesado varias veces que no tenían claro si me refería a 50 gramos de proteínas o a 50 gramos de comida que contiene proteínas. Me refiero a proteínas, no a comida con proteínas, y este malentendido, que no parece muy importante, podría hacer que una persona estuviera malnutrida o potencialmente enferma, porque 50 gramos de garbanzos contienen unos cinco gramos de proteínas, que es cerca del 10 % de la necesidad diaria de proteínas.

También me he dado cuenta de que lo de «justa medida» no significa nada, porque la mayoría de las personas no saben cuántas calorías tienen los alimentos ni lo que significa «justa medida» por ingrediente o por combinaciones de ingredientes. Nadie diría que una alimentación diaria consistente en un vaso de leche, dos huevos, un bistec pequeño, una pechuga de pollo, un trozo de queso, zanahorias, pasta y una porción de tarta no se encuentra «en la justa medida», sin embargo; es un ejemplo de alimentación malsana, la que sitúa a Estados Unidos en uno de los primeros puestos de países con problemas de salud pública. Para saber cuál es la alimentación más adecuada con vistas a la longevidad convendría consultar uno o varios libros de expertos en las disciplinas que, como veremos enseguida, constituyen los Cinco Pilares de la Longevidad, donde se explique qué debemos comer y por qué, y a un médico cualificado o un biólogo nutricionista que aplique este tipo de alimentación.

Es preciso recordar siempre que el médico o el nutricionista/dietista no deben sustituir al experto, lo mismo que el cometido del ingeniero del aeropuerto no es proponer cambios para el avión en el que vamos a viajar. El médico o el nutricionista/dietista deben ayudarnos a escoger al experto o a los expertos y a seguir una dieta, asegurándose de que no hay razones de salud que la desaconsejen —una condición/enfermedad preexistente, alguna intolerancia u otros motivos válidos—. Por consiguiente, conviene que elijamos con cuidado a nuestro «experto en nutrición», pero también a nuestro médico o nutricionista/dietista, asegurándonos de que son competentes, lo mismo que cuando vamos a comprar un coche o cambiar de casa. Tendremos que ser cautelosos al escoger, porque la diferencia puede ser importante: de ellos también dependerá que nosotros y los miembros de nuestra familia pertenezcamos o no a ese 40 % de personas a las que se diagnosticará un cáncer o al 50 % de aquellas a las que, si tenemos la suerte de llegar a los noventa, se diagnosticará una demencia.

Creo que quien haya comprado este libro ya se encuentra en el buen camino; y debe seguir así, buscando opiniones de expertos que: 1) sean médicos o investigadores especializados en campos relacionados con la nutrición (nutricionistas, bioquímicos, internistas, etcétera); 2) ocupen cargos en universidades e instituciones importantes y por tanto tengan una posición y una reputación que defender y mantener, y mucho que perder si cometen errores o divulgan teorías endebles; 3) sean expertos en varios ámbitos de estudio y experimentación, sobre todo en los Cinco Pilares (de los que hablaré con detalle más adelante); 4) participen directamente en la investigación o en la actividad clínica en el mayor número posible de las disciplinas antes mencionadas.

Este procedimiento no es nuevo en absoluto. Las universidades más prestigiosas, por ejemplo, prefieren contratar a docentes que también sean expertos investigadores y les encomiendan cursos estrechamente relacionados con su campo de investigación.

Puede que esto parezca un criterio de selección basado en mi propio interés. Sin duda mi opinión no es neutral, pero se fundamenta en muchos años de trabajo con algunos de los científicos y médicos más cualificados del mundo en el campo de la investigación sobre nutrición y envejecimiento (Roy Walford y Caleb Finch, en primer lugar), en que me he dedicado a la formación y a la investigación en varias de las universidades y clínicas más prestigiosas y cuyos resultados he publicado en las principales revistas científicas del mundo.

En los capítulos siguientes expondré mis directrices sobre la alimentación en cuatro puntos, que son:

1) Alimentación diaria (dieta vegana con bajo contenido de proteínas enriquecida con pescado).
2) Frecuencia de las comidas (dos veces diarias si tiene problemas de peso y menos de sesenta y cinco años).

3) Limitación horaria de las comidas (comer en el intervalo de doce horas).

4) Someterse de forma periódica a una dieta que imita el ayuno (DIA, Dieta que Imita el Ayuno).

He procurado que la mayoría de las recomendaciones de este libro no estén basadas en mis opiniones, sino en los Cinco Pilares de la Longevidad o, lo que es lo mismo, en pruebas sólidas, coherentes, con fundamento científico y clínico. No hablaré de «dieta milagrosa» o «cura milagrosa» y trataré de mantener las distancias con las «dietas de moda» que prometen perder peso. La alimentación para gozar de una longevidad con buena salud requiere cierto esfuerzo, pero a largo plazo seguirla será mucho más fácil de lo que pueda pensarse y, en muchos casos, más beneficiosa que las medicinas, si tenemos en cuenta no solo la eficacia sino también los efectos colaterales.

Mi confianza se basa en los resultados positivos alcanzados con miles de pacientes, cuya evolución he seguido directamente o a través de los estudios de investigación básica, clínicos, genéticos y epidemiológicos. Se fundamenta en que la mayoría de mis recomendaciones para la dieta diaria corresponden a las costumbres de las poblaciones con longevidades extremas. En efecto, al estudiar con otros periodistas y expertos, como Dan Buettner y Craig Wilcox, las llamadas «zonas azules», las áreas del mundo que destacan por la buena salud y la longevidad, hemos comprobado que la alimentación es un factor clave de estos resultados.

Por último, es importante señalar que la mayoría de mis recomendaciones preventivas y terapéuticas se basan en comportamientos alimentarios (el ayuno y las dietas imitadoras del ayuno) arraigadas en prácticas religiosas antiquísimas, pero también en el ayuno forzoso impuesto por situaciones prolongadas de carencia de alimento por las que han pasado tanto la especie humana como las especies de las que procede.

## LOS CINCO PILARES DE LA LONGEVIDAD SANA

Cuando se habla de alimentación, la mayoría de las personas, sometidas a un bombardeo constante de noticias sobre qué alimentos son saludables y cuáles no, acaban desanimándose. Tanto si se trata de grasas, proteínas y carbohidratos, o de alimentos concretos, como los huevos o el café, la prensa científica y los medios de comunicación ya lo han clasificado todo, unas veces con la etiqueta de «bueno» y otras de «malo». Es evidente que hace falta un método eficaz para filtrar este ruido de fondo y extraer información que no cambien de la noche a la mañana.

En respuesta a esta necesidad, propongo una estrategia que se apoya en los que llamo los Cinco Pilares de la Longevidad sana. El punto de partida de dicha estrategia son los descubrimientos de cada una de las cinco disciplinas en que he profundizado a lo largo de mi actividad docente y como investigador. 1) Empecé trabajando con ratones y modelos humanos en el laboratorio de Walford; luego descubrí que un organismo monocelular mucho más simple (la levadura) podía ayudarnos a resolver problemas médicos del hombre, proporcionando datos sobre los aspectos moleculares y de otro tipo ligados a los principios fundamentales de la evolución. 2) Después emprendí y publiqué mis primeras investigaciones de tipo epidemiológico, lo que me hizo darme cuenta de la enorme importancia de este enfoque, basado en comprender las consecuencias que tienen los comportamientos de poblaciones enteras. 3) Luego estudié las poblaciones de Ecuador, el sur de Italia y otras zonas cuyos habitantes disfrutan de una gran longevidad, apoyándome en los trabajos de colegas que estudian poblaciones semejantes: ese es otro pilar. 4) El siguiente pilar es fruto de mis ensayos clínicos con grupos de control. 5) Y el último, derivado de mi interés por el reduccionismo y la física, nace de la necesidad de simplificar al máximo la complejidad del cuerpo humano identificando máquinas complejas que puedan servir de modelo para proporcionarnos datos sobre las funcionalidades y disfuncionalidades de sus órganos y sistemas.

Por tanto, el método de los Cinco Pilares se basa en el uso de cinco áreas de investigación para determinar si un nutriente o una combinación de nutrientes es positivo o negativo para la salud, y dar con la combinación de alimentos ideal para una longevidad sana. Los pilares que describiré con detalle en este capítulo son: 1) La investigación básica y la juventología/biogerontología; 2) la epidemiología; 3) los ensayos clínicos; 4) el estudio de los centenarios y 5) el estudio de los sistemas complejos.

Antes de recomendar una dieta o un componente de una dieta, el especialista debería reunir el mayor número de datos posible de esta área de investigación. Lo ideal es que esté implicado directamente en la investigación de cada una de ellas. Muchas estrategias alimentarias y muchas de las dietas más seguidas y conocidas no son correctas o lo son solo en parte, porque suelen basarse en uno o a lo sumo algunos de los Cinco Pilares, de modo que pueden resultar útiles para una condición o un trastorno específico, pero contraproducentes en otros aspectos; o quizá protejan a las personas de mediana edad, pero perjudiquen a las de edad avanzada. Un ejemplo: la mayoría de las veces una dieta con alto contenido de proteínas y grasas pero pobre en carbohidratos producirá una pérdida de peso, pero tal vez agrave algunos factores de riesgo y se asocie a una mayor incidencia de cáncer y, en conjunto, de muerte.

Por tanto, el sistema de los Cinco Pilares es un método que permite filtrar miles de estudios sobre la longevidad y las enfermedades y sentar bases mucho más profundas y sólidas para decidir qué y cuánto se debe comer, reduciendo en lo posible los cambios en la forma de alimentarse de las personas. Si las opciones se basan en todos los pilares, es difícil que nuevos descubrimientos las invaliden.

1) **La investigación básica y la juventología/biogerontología.** Si no comprendemos la forma en que unos nutrientes como las proteínas y los azúcares influyen en el funcionamiento de las células, en el envejecimiento, en los daños asociados a la edad y en la regeneración, difícilmen-

te seremos capaces de determinar el tipo y la cantidad de nutrientes que se necesitan para optimizar la longevidad disfrutando de buena salud. Sin los estudios realizados en organismos más simples, que nos permitan saber si una alimentación determinada puede conducir a una longevidad sana, es difícil traducir los descubrimientos fundamentales en estrategias válidas para el hombre.

2) **La epidemiología.** Esta disciplina estudia las causas de enfermedad en las poblaciones. El estudio de las poblaciones y los factores de riesgo de las patologías es fundamental para poner a prueba las hipótesis de la investigación básica. Un ejemplo: si el exceso de azúcares favorece

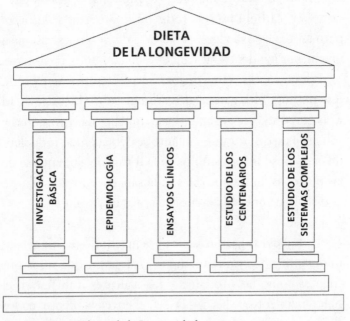

3.1. Los Cinco Pilares de la Longevidad.

la acumulación de grasa abdominal y la resistencia a la insulina, la investigación epidemiológica debería confirmar que las personas que consumen muchos azúcares tienen un perímetro abdominal grande y son más propensos a enfermar de diabetes.

3) **Los ensayos clínicos.** Las hipótesis planteadas por las investigaciones básicas y epidemiológicas deben ponerse a prueba mediante ensayos clínicos aleatorizados y controlados con placebos. Este es el *Gold Standard* requerido para demostrar la eficacia. Por ejemplo, se pide a un grupo de sujetos prediabéticos que consumen mucho azúcar que se sometan a la experimentación sin variar su alimentación, salvo una disminución del consumo de azúcares, y al mismo tiempo se pide a otro grupo de sujetos (el grupo de control) que mantenga la misma alimentación, pero reduciendo el consumo de grasas de manera proporcional al descenso de calorías en el grupo «con azúcar reducido».

4) **El estudio de los centenarios.** Aunque dispongamos de los datos proporcionados por las investigaciones básicas, epidemiológicas y clínicas, todavía no podemos afirmar con certeza que la dieta y/o el nutriente sean seguros y beneficiosos a largo plazo en lo que respecta a la longevidad, ni que sean bien aceptados y tolerados por las personas que siguen dicha dieta. Los estudios realizados con varias poblaciones de centenarios en todo el mundo nos permiten obtener datos más precisos y duraderos sobre la seguridad, la eficacia y la aceptación de una determinada línea de conducta alimentaria (por ejemplo, una dieta con bajo contenido de azúcares).

5) **El estudio de los sistemas complejos,** como los automóviles. Este último pilar integra los otros cuatro, tomando como referencia unos sistemas complejos. Ya he descrito el modo como los azúcares pueden dañar la salud; pero los azúcares, de hecho, son los nutrientes más importantes para el cuerpo humano: el azúcar es al cuerpo lo que la gasolina al automóvil y, lo mismo que el carburante es la fuente de energía del coche, los azúcares son la mayor fuente de energía del cuerpo humano. De manera que el problema no son los azúcares, sino su consumo excesivo y el hecho de que su combinación con las proteínas y con ciertos tipos de grasas contribuye directa o indirectamente a la aparición de enfermedades mediante la activación de genes del envejecimiento, de la resistencia a la insulina y de la hiperglucemia. Con el estudio de los sistemas complejos, puede analizarse un problema que nos afecta a los seres humanos recurriendo a un enfoque propio de la ingeniería, que tiene en cuenta las interacciones entre la comida, el daño y el envejecimiento, comparándolas con interacciones semejantes en sistemas complejos como los automóviles o los aviones.

## APLICACIÓN DEL SISTEMA DE LOS CINCO PILARES

Tomemos, por ejemplo, la dieta hiperproteica, hiperlipídica y con bajo contenido de carbohidratos que están adoptando muchas personas, también en Italia (mucha carne y poco pan, poca pasta, etcétera). ¿Es una buena idea seguir esta dieta porque un «experto» nos ha dicho que una pequeña experimentación clínica, o incluso que un gran estudio epidemiológico, demuestran que provoca disminución de peso y podría reducir el colesterol? Ni hablar, porque las dietas hiperlipídicas-hiperproteicas con bajo contenido de carbohidratos suelen basarse en uno o dos pilares, y pocas veces en todos los datos científicos que se necesitan para escoger un comportamiento alimentario que optimice la salud y la longevidad y no sea «desmentido» al cabo de unos años. Los estudios multidisciplinarios, que abarcan todos los pilares, ponen de relieve que la dieta hiperlipídica e hiperproteica es una de las peores para la salud (como veremos en los capítulos siguientes). Por ejemplo, las poblaciones más longevas no siguen esta dieta, y los estudios teóricos, así como los ensayos con animales, clínicos y epidemiológicos demuestran que a largo plazo tiene efectos negativos. Si se examinan los ensayos de laboratorio, también se advierte que la ingesta elevada tanto de proteínas como de grasas saturadas está asociada a mutaciones de las células y de todo el organismo que aceleran el envejecimiento y la aparición de enfermedades; este es otro dato fundamental que desaconseja una dieta a base de carne y grasas animales.

Pero el asunto es aún más complicado, como hemos demostrado en nuestros experimentos tanto con humanos como con ratones, porque una dieta nunca es adecuada para todos y todas las edades, y el consumo de algunos componentes de la alimentación tiene que modificarse con arreglo a la edad y las condiciones de salud del individuo,

así como a su dotación genética. En mi laboratorio tratamos los alimentos como conjuntos complejos de moléculas, cada una de las cuales puede provocar cambios notables en nuestro cuerpo.

Si todo esto parece complicado, no hay que preocupar-
se: en los próximos capítulos trataré de explicarlo del
modo más sencillo posible.

# 4

## La Dieta de la Longevidad

### SOMOS LO QUE COMEMOS

Todos conocemos la expresión «somos lo que comemos», pero para la mayoría de la gente esto solo significa que no deberíamos comer cosas especialmente dañinas. Sin embargo, todas las cosas que comemos, hasta las que parecen más inocuas, como el pollo, pueden resultar dañinas si están asociadas a un alto consumo diario de proteínas o si contienen hormonas o antibióticos. Por tanto, muchas de las cosas de las que nos alimentamos, y cuándo lo hacemos, pueden influir de una manera decisiva en nuestro aspecto y nuestro bienestar, en las horas que dormimos de noche y en la posibilidad de que una mujer se quede embarazada o un hombre desarrolle un tumor. De lo que comemos dependerá el que nuestro cerebro use glucosa o cuerpos cetónicos para obtener energía, el que nos mantengamos delgados o nos volvamos obesos, o el que nuestro cuerpo tenga forma de manzana o de pera. Aunque es importante seguir una alimentación que nos guste, no lo es menos eliminar o reducir al mínimo los nutrientes que pueden acortarnos la vida o favorecer enfermedades y achaques, e incrementar, por el contrario, el consumo de nutrientes y el modo de vida que nos alarguen la vida, disfrutando de una buena salud y felices. Como muchos componentes de nuestra alimentación no son solo alimentos sino también moléculas potentes capaces de provocar cambios importantes en nuestro cuerpo, empezaré por describir brevemente qué son y cómo actúan. Luego explicaré cómo dichos componentes, por su función en el proceso de envejecimiento y su relación con las enfermedades, se han escogido aplicando el sistema de los Cinco Pilares, pero sin olvidar que la comida también tiene que ser un placer, y que modificar el régimen alimentario no debe resultar un fastidio que haga desistir a quien ya estaba decidido a intentarlo.

## PROTEÍNAS, CARBOHIDRATOS, GRASAS Y MICRONUTRIENTES

Para aplicar los principios que se explican en este libro es preciso tener unas nociones básicas de los principales componentes de los alimentos. A continuación, presentaré brevemente su naturaleza y su funcionamiento.

1) Las **proteínas**, junto con los carbohidratos y las grasas, son uno de los tres macronutrientes principales. La mayor parte de las que ingerimos están formadas por 20 aminoácidos, cuya secuencia determina la función de cada

una. Por ejemplo, un filete de carne de vaca que pese 85 gramos contiene aproximadamente 25 gramos de proteínas. Una de las que más abundan en la carne roja es la actina, que interviene en la contracción de los músculos y en muchas otras funciones celulares. Después de la ingestión, la carne se escinde en proteínas y luego en aminoácidos, primero en el medio muy ácido del estómago y luego en el intestino. Los aminoácidos son absorbidos y pasan a la sangre, separados o en cadenas. Por último se distribuyen a muchos tipos diferentes de células en todo el cuerpo y se usan para formar nuevas proteínas, como la actina, ya mencionada.

2) Los **carbohidratos**, en cambio, se encuentran en la mayoría de los alimentos que comemos, bien en forma de carbohidratos simples, como el azúcar de los zumos de fruta, la miel, los dulces o las bebidas azucaradas, bien en forma de carbohidratos complejos, como las grandes cadenas de la glucosa y otros azúcares contenidos en las verduras y los cereales integrales. El azúcar simple puede entrar en la circulación sanguínea, aumentar la glucosa de la sangre y provocar una rápida secreción de insulina producida en el páncreas, mientas que los carbohidratos complejos, como los de las verduras y los cereales integrales, antes de ser absorbidos deben separarse de los demás componentes de los alimentos que los contienen y escindirse en azúcares simples. El *índice glucémico*, del que quizá el lector haya oído hablar, se refiere al efecto de un alimento sobre los niveles de glucosa en la sangre. Por ejemplo, el zumo de naranja tiene índice glucémico 50, mientras que el del pan blanco es

de 95 (casi como una bebida de puro azúcar, cuyo índice es igual a 100). Pero el índice glucémico se basa en la ingesta de la misma cantidad de carbohidratos. En cambio la *carga glucémica* es una medida más práctica, porque, además de decirnos la cantidad de carbohidratos ingeridos, nos informa sobre las características de los carbohidratos contenidos en un alimento determinado. Por ejemplo, 30 gramos de pan de harina integral tienen un índice glucémico muy alto (71), pero una carga glucémica bastante baja (9), porque no contienen tantos carbohidratos como, por ejemplo, un bizcocho, que tiene un índice glucémico relativamente bajo (46), pero una carga glucémica mayor (17). Cuando consumimos un alimento siempre debemos prestar más atención a la carga glucémica, porque nos indica tanto la calidad como la cantidad de los azúcares que contiene.[1]

3) Los **lípidos** o **grasas** son la mayor fuente de energía almacenada en el cuerpo humano, lo mismo que en el de los demás mamíferos y el de los organismos más sencillos. Además de esta función, las moléculas grasas modificadas desempeñan un papel fundamental en muchas estructuras y funciones celulares y de todo el organismo; en particular, cumplen una función central en la formación de la membrana que separa el interior de la célula de la sangre, así como en la de las hormonas, como los esteroides. Las grasas suelen asimilarse en forma de triglicéridos, formados por tres cadenas de moléculas de carbono e hidrógeno

---

1. http://www.siditalia.it/divulgazione/alimentazione-e-diabete y http://ajcn.nutrition.org/content/76/1/5.full.pdf

(ácidos grasos) unidas por una molécula de glicerol. Después de la digestión, la sangre absorbe los jugos biliares. Las grasas pueden ser *saturadas* (como las de la mantequilla, con el mayor número posible de átomos de hidrógeno unidos a cada átomo de carbono) o *insaturadas* (menos del máximo número de átomos de hidrógeno unidos a cada átomo de carbono). Las grasas insaturadas, a su vez, se dividen en *monoinsaturadas* (como el ácido oleico del aceite de oliva) y *poliinsaturadas* (como las del salmón o del aceite de semillas de maíz). Las grasas poliinsaturadas *omega-3* y *omega-6* se conocen como «ácidos grasos esenciales» porque el cuerpo humano no es capaz de producirlas, pero las necesita para funcionar bien.

4) En cuando a los **micronutrientes**, es decir, las **vitaminas** y los **minerales**, varios artículos publicados recientemente sostienen que los suplementos alimenticios comerciales, que constituyen una parte importante de la industria estadounidense de los suplementos (una industria de 37.000 millones de dólares) contienen un exceso de vitaminas y minerales y no surten ningún efecto en la prevención de enfermedades graves ni en el retraso de la mortalidad. Sin embargo, según los estudios de Bruce Ames y colaboradores, más del 50 % y en algunos casos más del 90 % de los adultos estadounidenses no ingieren suficientes vitaminas A, D, E y K, magnesio, calcio y potasio.[2]

2. B. Frei, B. N. Ames, J. B. Blumberg y W. C. Willett, «Enough Is Enough», *Annals of Internal Medicine*, junio de 2014.

Es evidente que añadir altos niveles de vitaminas y minerales no funciona, pues un exceso de vitaminas no protege mejor del envejecimiento ni de la mayoría de las enfermedades. Pero sabemos que en cantidades suficientes sí son importantes para muchas funciones esenciales del organismo. Por ejemplo, la vitamina D, el cinc y el hierro son decisivas para el sistema inmunitario; el calcio y la vitamina D para mantener la densidad mineral de los huesos en condiciones normales. Además, a raíz de un amplio ensayo clínico con grupo de control, titulado *The Physician's Health Study II*, se ha señalado una ligera reducción del cáncer y las cataratas en individuos que ingerían diariamente suplementos multivitamínicos.

Aunque una dieta rica en verdura, pescado, frutos de cáscara (nueces, almendras, avellanas, etcétera) y cereales integrales es la mejor manera de adquirir los nutrientes esenciales, incluso las dietas muy alimenticias pueden carecer de vitaminas como la D y, en el caso de los veganos y las personas muy mayores, de vitamina B12. Aparte de esto, habrá poca gente en el mundo que consuma una dieta sumamente nutritiva que supla todas las carencias antes mencionadas. Puesto que, como indican algunos estudios, una dosis alta de ciertas vitaminas puede resultar tóxica, la recomendación ideal, basada en la opinión tanto de los defensores como de los detractores de los suplementos, es consumir cada dos o tres días un suplemento fabricado por una empresa de confianza (muchos fabricantes no incluyen en sus productos lo que declaran) y que contenga, como mínimo, todas las vitaminas y los minerales mencionados.

Como he explicado en el capítulo 3 dedicado a los Pilares de la Longevidad, lo mejor es usar los denominadores comunes para evitar elecciones inconvenientes o incluso perjudiciales para nuestra salud. Puede ocurrir que algunas vitaminas y algunos suplementos sean beneficiosos en ciertos aspectos, pero que otros resulten dañinos en diferentes aspectos relacionados con la longevidad y la salud. Si se reduce la frecuencia del consumo de suplementos a dos o tres veces por semana, se minimizan los posibles efectos tóxicos del suplemento en cuestión y al mismo tiempo la potencial malnutrición debida a la carencia de una vitamina.

## CENTENARIOS A LOS CINCUENTA O QUINCUAGENARIOS A LOS CIEN: LA DIETA PRO JUVENTUD

Sin duda, la alimentación es el primer y más importante factor sobre el que podemos intervenir para influir, no solo en la duración de nuestra vida y en el curso de ciertas enfermedades serias, sino también en el hecho de que tengamos una vejez activa y enérgica o sedentaria y frágil.

Un estudio reciente, publicado en la revista *Proceedings of the National Academy of Sciences*,[3] en que se examinaba a 954 individuos de treinta y ocho años, dio como resultado que, pese a tener todos la misma edad, desde el punto de vista biológico algunos «aparentaban» treinta y

3. D. Belsky, A. Caspi *et al.*, «Quantification of Biological Aging in Young Adults», *PNAS*, julio de 2015.

otros habrían podido tener sesenta. Además, los que bioló-
gicamente eran más viejos que la edad indicada en su car-
net de identidad envejecían más deprisa en los años siguientes. Mis alumnos siempre se sorprenden cuando les
digo que hay centenarios más sanos y, en ciertos aspectos,
más jóvenes que ciertos quincuagenarios.

Puede que algún día, cuando le preguntemos a alguien
por su edad, no nos refiramos al tiempo transcurrido desde
su nacimiento, sino a su edad biológica, que ya empezamos
a ser capaces de medir. Otra pregunta que les formulo a mis
alumnos es: «¿Cuántos años más creéis que viviremos si
logramos vencer definitivamente el cáncer?». Ellos contes-
tan: «De diez a quince años», pero la respuesta adecuada es
cuatro, más o menos. Por tanto, la alimentación que solo
disminuya el riesgo de enfermar de cáncer o de sufrir dolencias cardiovasculares no tendría valor si aumentara la incidencia de otras patologías y su valor sería muy limitado si
no retrasara el envejecimiento. La mayoría de las dietas de
moda, de las que tanto se oye hablar hoy en día, pueden ser
eficaces frente a un problema como la obesidad o la diabetes, pero la Dieta de la Longevidad debe serlo para alcanzar
el objetivo más importante: permanecer jóvenes el mayor
tiempo posible, optimizando también la protección, la regeneración y el rejuvenecimiento y minimizando las enfermedades. En resumen: mis consejos se basan en la estrategia de los Cinco Pilares, para ayudar a las personas a cambiar
de alimentación y costumbres y alargar la vida disfrutando de buena salud, gracias a despertar la capacidad dormida
del cuerpo de regenerarse y curarse a sí mismo.

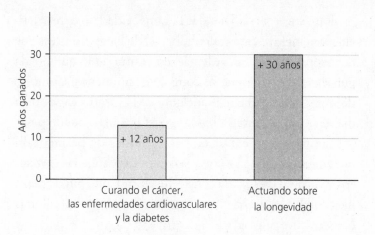

4.1. Comparación entre la extensión potencial de la longevidad obtenida curando el cáncer, las enfermedades cardiovasculares y la diabetes, y retrasando el envejecimiento (mediante la dieta, etcétera).

## ¿ES MEJOR MORIR JÓVENES, PERO CONTENTOS Y CON LA BARRIGA LLENA?

Cuando hablo de la Dieta de la Longevidad, sobre todo si estoy en Italia, a menudo oigo comentarios de este tipo: «Pero ¡así no se puede comer de nada!». Algunos recuerdan el chiste de uno que va al médico y le pregunta qué debe hacer para vivir muchos años. El médico le aconseja que siga una dieta muy restrictiva, no beba y se abstenga de relaciones sexuales. Cuando el paciente le pregunta al médico si está seguro de que ese método funcionará, este le contesta: «No lo sé, pero, vivas lo que vivas ¡te parecerá una eternidad!».

Para empezar, la Dieta de la Longevidad no es restrictiva, pues incluye café y alcohol y desde luego no prescribe la abstinencia sexual. Además, en contra de lo que pueda pensarse, requiere que se coma más, no menos. Como se describe con detalle más adelante en el capítulo 8 sobre la diabetes, una comida a base de pasta y queso puede pesar 360 gramos pero contener 1.100 calorías de pésima calidad, mientras que una comida con poca pasta, más garbanzos y verduras, y regada con aceite abundante, puede pesar más del doble (770 gramos) y contener apenas 800 calorías de excelente calidad.

Aún más ilusoria es la creencia (el verdadero mensaje del chiste) de que comer siempre y comer lo que queramos nos hará más felices. En una de las charlas TED más famosas, titulada *La sorprendente ciencia de la felicidad*, el profesor de psicología de Harvard Daniel Gilbert cuenta que, cuando se compara un grupo de personas que el año anterior han ganado la lotería con otro grupo que el año anterior se han vuelto parapléjicas, sorprendentemente ambos grupos son felices en la misma medida. Sea cual sea la dieta que adoptemos, seremos igual de felices. De modo que adoptar una que fomenta la longevidad, a diferencia de lo que dice el médico del chiste, no hará que la vida parezca una eternidad ni que seamos menos felices, pero reducirá mucho la posibilidad de que enfermemos o envejezcamos precozmente. Allá el que quiera ser feliz incluso con cáncer, Alzheimer o sin poder levantarse de la cama.

RESTRICCIÓN CALÓRICA: RATONES, MONOS Y HUMANOS

En el capítulo 2 he escrito que los ratones con un defecto en el receptor de la hormona del crecimiento viven hasta un 50 % más y que la mitad de ellos no desarrollan enfermedades graves. También he recordado que la población de ecuatorianos con un defecto en el mismo gen pocas veces enferma de diabetes o cáncer, y probablemente tenga una incidencia reducida de otras enfermedades. Como ya he descrito, la ingesta elevada de proteínas activa el receptor de la hormona del crecimiento, que a su vez aumenta los niveles de insulina y del IGF-1, cuya mayor concentración está asociada a la diabetes y al cáncer, respectivamente. Las proteínas y algunos aminoácidos derivados de ellas, como la leucina, pueden activar otro grupo de genes que aceleran el envejecimiento: los genes Tor-S6K. Otro gen que parece desempeñar un papel crucial en el envejecimiento es el gen PKA que, como se ha visto en organismos sencillos y en ratones, se activa con los azúcares. Los ratones con una actividad reducida de PKA o Tor-S6K viven más y están protegidos de las enfermedades relacionadas con el envejecimiento.[4]

Por tanto, la restricción calórica, y en particular la relacionada con el consumo de proteínas y azúcares, puede reducir la actividad del receptor de la hormona del crecimiento y de los genes Tor-S6K y Ras-PKA que, como se ha

4. L. Fontana, L. Partridge y V. D. Longo, «Extending Healthy Life Span-From Yeast to Humans», *Science,* abril de 2010.

demostrado de manera fehaciente, aceleran el proceso de envejecimiento y las enfermedades consiguientes. Como se recordará del capítulo 3, este es el Pilar número 1, la investigación básica para saber si una dieta es buena o mala. Una de las consecuencias de no entender el nexo que une proteínas-azúcares-envejecimiento es que se promocionen dietas con alto contenido de grasas y proteínas, etiquetadas en los últimos treinta años como «dietas saludables». Tras un largo período en que se creyó que una dieta con pocas grasas era la mejor solución, ahora estamos empezando a pensar que una dieta con alto contenido de azúcares tampoco es nada saludable, pero como sustitutos de los azúcares estamos adoptando las proteínas y en muchos casos las grasas malas, en vez de optar por los carbohidratos complejos, más saludables, y las grasas buenas, de los que hablaré más adelante en este capítulo.

¿Qué dietas alargan más la vida de los ratones y monos? Desde hace casi cien años sabemos que los ratones alimentados con un 30-40 % menos de calorías viven más y desarrollan la mitad de tumores y otras enfermedades crónicas. No se trata de dietas particulares sino, simplemente, de una alimentación que proporciona 30 % menos de grasas, proteínas y carbohidratos: el consumo de toda clase de alimentos se reduce cerca de un tercio. Quizá los estudios más largos llevados a cabo en la biología del envejecimiento sean los dos estudios de restricción calórica realizados en macacos y dirigidos actualmente por Rozalyn Anderson y Rafael de Cabo. A finales de los ochenta se iniciaron dos estudios en macacos en la Universidad de

Wisconsin y en el National Institute of Aging de Estados Unidos. Estos dos estudios se prolongaron durante más de veinticinco años. En ambos, los monos que fueron alimentados con una dieta de restricción calórica del 30 % tenían una probabilidad tres veces menor de morir de enfermedades crónicas relacionadas con el envejecimiento y la mitad de probabilidades de morir por otras causas. Sin embargo, solo en el estudio de Wisconsin los monos en restricción calórica mostraron un efecto positivo en la longevidad. En el National Institute of Aging estadounidense y dirigido por el científico español Rafael de Cabo no se observó ninguna diferencia en la mortalidad de los monos en restricción calórica, pero sí que se registró una incidencia menor de diabetes, cáncer y otras enfermedades crónicas. Asimismo, cierto número de ensayos con modelos humanos indican que la reducción calórica puede disminuir el colesterol, la glucosa de la sangre, los triglicéridos, la tensión arterial y los marcadores inflamatorios, confirmando así los resultados del estudio con monos.

En numerosas ocasiones en los últimos diez años durante mis visitas al National Institute of Aging, he discutido con Rafa las diferentes razones que podrían explicar lo que habría podido causar esos efectos evidentes sobre las enfermedades, pero no sobre la duración de la vida de los monos, que es la característica «extrema» y crónica de la dieta de restricción calórica, el equivalente de una dieta humana cuyo resultado es un peso de unos 58 kg para un hombre de más de 180 cm de altura. En estudios de Rafa y otros investigadores en los últimos años se están empezando a vislumbrar algunas condiciones experimentales en las que se identifican diversos parámetros que interaccionan en la respuesta a la restricción calórica, como la composición de la dieta, la estirpe genética o la «dosis» de restricción calórica.

Como he recordado en el capítulo anterior, cuando los ocho miembros del experimento de restricción calórica dirigido por Walford salieron de Biosfera 2 en Arizona, tenían un aspecto horrible. Los casi dos años sometidos a ese régimen le habría podido costar incluso la vida a mi director de tesis, que murió doce años después a raíz de las complicaciones de una enfermedad neuromotora.

Hoy sabemos, por los ensayos con ratones, monos y humanos, que estas dietas extremas pueden generar problemas en la cicatrización de las heridas, las respuestas inmunitarias o la capacidad de resistir temperaturas bajas. Por tanto, como se ha observado en los ratones y las personas con una mutación en la vía metabólica de la hormona del crecimiento, la restricción calórica crónica sin duda puede tener un efecto importantísimo en muchas enfermedades como el cáncer, la diabetes y las dolencias cardiovasculares, y también podría reducir o frenar las enfermedades neurodegenerativas, pero probablemente estos efectos positivos se vean contrarrestados por otros negativos, como la aparición de diferentes tipos de enfermedad y de variables que no se han estudiado bien. En resumen: los experimentos sobre la restricción calórica confirman: uno, que puede tener un efecto notable en la reducción de un amplio espectro de enfermedades graves y, dos, que también es capaz de dejar al organismo en un estado de relativa fragilidad y favorecer la aparición de algunas enfermedades, o incluso causar la muerte.

## La Dieta de la Longevidad

Basándome en los Cinco Pilares de la Longevidad presentados en el capítulo anterior, esta es la dieta que he ideado y que, siempre con arreglo a dichos pilares, tiene más posibilidades de reducir la aparición de enfermedades y de alargar una vida saludable.

Esta dieta y sus correspondientes directrices se basan en las costumbres alimentarias de los grupos de centenarios más sanos, como, entre otros, los que estudié en Calabria junto con Giuseppe Passarino, y los que estudian Craig Wilcox en Okinawa, Gary Fraser en Loma Linda (California) y Dan Buettner en Costa Rica y Grecia. También están basadas en la investigación básica y los ensayos clínicos y epidemiológicos realizados por mi equipo y por otros.

1) **Dieta vegana/pescetariana:** Adoptar una alimentación que se acerque en lo posible al 100 % de alimentos de origen vegetal (legumbres, hortalizas, fruta, etcétera) y de pescado, tratando de limitar el consumo de pescado a dos o tres comidas semanales y evitando el pescado con alto contenido de mercurio. A partir de los sesenta y cinco o setenta años, si empieza a perderse masa muscular y fuerza

y a perder peso, habrá que incorporar a la dieta más pescado y otros alimentos de origen animal como huevos, quesos como el *feta* o el *pecorino* y yogur de cabra.

2) **Proteínas, pocas pero suficientes:** Consumir unos 0,7-0,8 gramos diarios de proteínas por kilo de peso corporal. Si el peso es 45 kg, serían unos 37 gramos diarios de proteínas, de los que 30 deben consumirse en una sola comida para maximizar su síntesis en los músculos. Si es de 90-100 kg y hay un 35 % de grasa corporal, bastarán 60 gramos diarios de proteínas, porque las células adiposas no requieren un nivel de proteína comparable al de los músculos. En cuanto a los cambios en la dieta general, las proteínas deberán incrementarse a partir de los sesenta y cinco o setenta años en los individuos que pierden peso y masa muscular; en la mayoría de las personas el incremento debería ser de un 10-20 %, es decir, 46 gramos más de proteínas por día.

3) **Reducir en lo posible las grasas y los azúcares malos, y aumentar las grasas buenas y los carbohidratos complejos:** La confusión y los cambios continuos en las recomendaciones sobre alimentación se deben, en parte, a la excesiva simplificación de los componentes de los alimentos y a su «etiquetado» como grasas, carbohidratos y proteínas. Todos los días vemos cómo se contraponen alimentos «con bajo contenido de carbohidratos» y «con alto contenido de carbohidratos» o «con bajo contenido de grasas» y «con alto contenido de grasas», y lo mismo sucede con las proteínas. Una alimentación correcta debe ser rica en grasas insaturadas buenas, como las del salmón, las

almendras y las nueces, y muy pobre en grasas saturadas, hidrogenadas y trans. También debe ser rica en carbohidratos complejos, como los del pan integral y las verduras, y pobre en azúcares pero asimismo pobre en fuentes de carbohidratos como la pasta, el arroz, el pan y los zumos de fruta que se convierten fácilmente en azúcares cuando llegan al intestino. La dieta, por último, debe contener pocas proteínas animales y, proporcionalmente, muchas vegetales, para minimizar sus efectos sobre las enfermedades y el envejecimiento.

4) **Aportar todos los nutrientes:** Imaginemos que el cuerpo humano es un ejército de soldados en continua batalla contra una formación de enemigos —el oxígeno y las demás moléculas que dañan el ADN y las células; las bacterias y los virus que tratan de vencer al sistema inmunitario—. Igual que los soldados necesitan municiones, pertrechos y provisiones para ganar la guerra, el cuerpo necesita proteínas, ácidos grasos esenciales (omega-3 y omega-6), minerales, vitaminas y, sí, también un aporte suficiente de los «demonizados» azúcares, para las batallas que se entablan dentro y fuera de las células. Cuando la ingesta de nutrientes como el omega-3, las proteínas, la vitamina B12, el cinc o el calcio es insuficiente, los sistemas de reparación, sustitución y defensa del cuerpo pueden dejar de trabajar o hacerlo a un ritmo inferior, con la consiguiente acumulación de daños y la proliferación de bacterias y virus. En el apartado final de este libro hay una lista de ingredientes ricos en todos los nutrientes importantes, junto con varios ejemplos de una dieta semanal.

Por seguridad, había que ingerir cada dos o tres días complejos multivitamínicos y minerales en píldoras y aceite de pescado para los omega-3, cuyos fabricantes sean fiables y acreditados. Los fabricantes acreditados suelen realizar controles de calidad que garantizan el origen y la corrección en el contenido y la estabilidad de los complementos.

5) **Comer escogiendo los ingredientes adecuados de entre los que comían nuestros antepasados:** Como ya he dicho, es preciso que la alimentación sea variada, para contar con todos los nutrientes necesarios. Lo mejor es obtenerlos de los alimentos que solía haber en la mesa de nuestros padres, abuelos y bisabuelos. El cuerpo humano es el resultado de millones de años de evolución, pero los últimos mil años han contribuido a seleccionar los individuos más aptos para su ambiente y los alimentos más apropiados para los genotipos (el genotipo es el conjunto de genes de una persona). Por ejemplo, en muchos países del norte de Europa, donde se consume habitualmente leche, la intolerancia a la lactosa (el azúcar de la leche) es bastante rara, mientras que suele ser común en los países del sur de Europa y Asia, donde a lo largo de la historia el consumo de leche no ha sido tan habitual. Si un japonés que vive en Estados Unidos decide empezar a tomar leche, que apenas aparecía en la mesa de sus padres y abuelos, probablemente le sentará mal. Si el lector decide consumir alimentos que contengan lactosa, col rizada, quinua o cúrcuma, debe preguntarse si su familia, sus abuelos y sus bisabuelos comían estos alimentos; de lo contrario, será preferible que

los evite o los tome solo de vez en cuando, porque pueden dar origen a intolerancias (como a la de la lactosa, provocada por la incapacidad para descomponer la lactosa de la leche), o autoinmunidades, como la de ciertas personas cuando consumen alimentos con gluten (celiaquía). Aunque el mecanismo aún no esté claro, la ingesta de alimentos equivocados podría estar relacionada con enfermedades autoinmunes como la enfermedad de Crohn, la colitis, la diabetes de tipo 1 y muchas otras.

6) **Hacer dos comidas diarias más una merienda:** A menos que el perímetro abdominal y el peso corporal sean normales o inferiores a los normales, lo mejor es tomar un desayuno y un almuerzo diarios, más una merienda baja en calorías pero alimenticia. Si el peso o la masa muscular son insuficientes o se pierde peso sin querer, entonces conviene hacer tres comidas diarias más una merienda. Uno de los errores más frecuentes en las recomendaciones de los nutricionistas es confundir lo que funciona en teoría con lo que funciona en la práctica. Por ejemplo, con frecuencia se dice que deberíamos hacer pequeñas comidas cinco o seis veces diarias. Aparte de que no tenemos suficientes pruebas sobre las ventajas de comer cinco o seis veces diarias para mantener un peso saludable, a la mayoría de las personas les resulta sumamente difícil regular la ingesta de alimentos comiendo tan a menudo. Si las seis pequeñas comidas, que deberían corresponder a unas 300 calorías cada una, contienen apenas cinco calorías de más, al final tomaremos 30 calorías diarias extras, y 900 calorías más al mes, que se traducen en 1,5 kg anuales de grasa corporal. No es de ex-

trañar que en la época en que esta recomendación de las seis comidas se siguió masivamente, en Estados Unidos se alcanzara un porcentaje récord del 70 % de personas con sobrepeso u obesas. En cambio, si se hacen dos comidas más una merienda al día y la comida importante es solo una, es mucho más difícil comer en exceso, sobre todo si nuestra alimentación se basa en vegetales y pescado, pues para llegar a las 1.200 calorías de la comida principal se necesita gran cantidad de legumbres y hortalizas. El alto valor nutritivo de los alimentos, sumado al volumen de cada plato, indican al cerebro y al estómago que hemos ingerido suficiente alimento. En las personas más viejas y enfermas este sistema de la única comida importante debería dividirse en dos comidas más pequeñas, para evitar problemas digestivos. Por supuesto, en el caso de muchos ancianos que tienden a perder peso probablemente hará falta mantener tres comidas diarias además de una merienda. Por tanto, para quien desea perder peso y tiende a ganarlo, lo ideal es comer: 1) desayuno; 2) comida o cena; 3) una merienda de menos de 100 calorías y menos de 3-5 gramos de azúcar por la tarde; 4) una merienda de menos de 100 calorías y menos de 3-5 gramos de azúcar en vez de la comida o la cena. La ventaja de no comer al mediodía es tener más tiempo y más energía; la desventaja, que a muchas personas ingerir la mayor parte de las calorías en la cena puede causarles molestias. Para muchos, la ventaja de no cenar es que duermen mejor y en algunos casos evitan el reflujo gástrico; la desventaja, además de la señalada, es que no se pueda disfrutar de una de las ocasiones en que más se socializa de la jornada.

7) **Reducir las horas del día en que se come:** Otra práctica que han adoptado muchos grupos de centenarios, cuya eficacia se ha demostrado tanto en estudios con animales como en modelos humanos,[5] es reducir el período temporal en que se come, o comer en un intervalo de doce horas o menos diarias. Por ejemplo, desayunar después de las 8 y terminar de cenar antes de las 20 horas. Una reducción mayor de las horas en que se come (10 o menos) da aún mejores resultados, pero es mucho más difícil de seguir y podría aumentar el riesgo de efectos colaterales, como el desarrollo de cálculos biliares.

8) **Practicar periódicamente un ayuno prolongado:** Las personas menores de sesenta y cinco-setenta años y que no estén desmejoradas, malnutridas o aquejadas de ciertas enfermedades deberían seguir dos o más veces al año durante cinco días la Dieta que Imita el Ayuno (DIA) con un contenido relativamente alto de calorías (véase el capítulo 6). La mayoría de las religiones, como la musulmana, la cristiana y la budista, practicaban en el pasado ciertas formas de ayuno; prácticas, por lo general, que se han olvidado o modificado. Los musulmanes ayunan durante el Ramadán, pero el ayuno moderno durante este mes suele ir acompañado de excesos alimentarios nocturnos; los cristianos solían practicar una severa restricción calórica durante más de un mes al año, terminando con una semana de ayu-

5. S. Gill y S. Panda, «A Smartphone App Reveals Erratic Diurnal Eating Patterns in Humans that Can Be Modulated for Health Benefits», *Cell Metabolism*, noviembre de 2015.

no, práctica que está casi en desuso. A continuación veremos cuáles son los efectos beneficiosos de adoptar periódicamente la Dieta que Imita el Ayuno de cinco días tanto para la prevención y terapia de varias enfermedades, como para vivir más tiempo con buena salud (véase el capítulo 6).

9) **La Dieta de la Longevidad no es solo una dieta, sino un sistema de alimentación óptima para millones de personas en todo el mundo.** La mayoría de las personas pueden adoptar la Dieta de la Longevidad sustituyendo un número limitado de alimentos por otros igual de apetitosos o más. Casi todas las dietas prolongadas fracasan porque resultan extremas, pero también porque obligan a la persona a cambiar de manera radical sus costumbres alimentarias. Por ejemplo, muchas dietas nuevas prescriben un consumo bajo de carbohidratos, es decir, de algunos de los alimentos que la mayoría de las personas consideran más apetitosos, ya sean las patatas para los europeos del norte, la pasta para los italianos y estadounidenses o el arroz para los asiáticos. Por eso dichas dietas con bajo contenido de carbohidratos, además de no estar asociadas a una reducción de la mortalidad o a una prolongación de la vida, a la larga acaban fracasando. La Dieta de la Longevidad, en cambio, se parece a los regímenes alimentarios más comunes de los estadounidenses, europeos, oceánicos y asiáticos, lo que facilita su adopción en casi todo el mundo.

10) **Controlar el peso corporal y el perímetro abdominal.** En un estudio realizado durante diez años con 359.000 europeos adultos, la cintura ancha y la grasa abdominal se asociaban a una incidencia mayor de diabetes, tensión alta,

colesterol alto y enfermedades cardíacas. Una cintura de más de 102 cm en los hombres y 89 cm en las mujeres duplica el riesgo de muerte prematura si se compara con una cintura inferior a 86 cm en los hombres y 71 cm en las mujeres.

## LOS CINCO PILARES BÁSICOS DE LA DIETA DE LA LONGEVIDAD

La Dieta de la Longevidad se basa en los Cinco Pilares. Veamos cómo.

### Primer Pilar: Investigación básica y juventología/ biogerontología

Aunque es difícil realizar ensayos con ratones y otros organismos sencillos que acaben siendo válidos para la alimentación humana, la investigación básica nos proporciona datos esenciales sobre la relación entre los componentes de los alimentos, el envejecimiento y las enfermedades. Por ejemplo, sabemos que las proteínas y los aminoácidos aceleran significativamente el envejecimiento en la mayoría de los organismos, ya sean levaduras, moscas o ratones. También sabemos que para casi todos los investigadores la hormona del crecimiento del IGF-1 y el Tor-S6K, ambos activados con la ingesta de proteínas, son los principales causantes del envejecimiento y las enfermedades asociadas en los ratones.[6] En un estudio reciente, los ratones alimen-

6. L. Fontana, L. Partridge y V. D. Longo, «Extending Healthy Life Span...», art. cit.

tados con una dieta baja en proteínas y abundante en carbohidratos vivían más tiempo, mientras que los ratones alimentados con una dieta abundante en proteínas y escasa en carbohidratos vivían menos y con más enfermedades, pese a que perdían peso con ese tipo de alimentación (figura 4.2).[7]

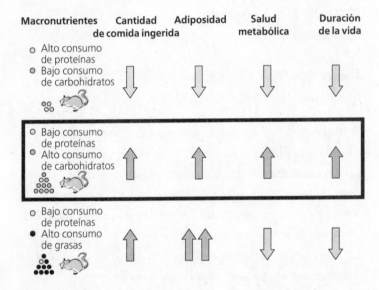

4.2. Un bajo consumo de proteínas y un alto consumo de carbohidratos genera la máxima longevidad y salud en ratones.

7. S. M. Solon-Biet, «The Ratio of Macronutrients, Not Caloric Intake, Dictates Cardiometabolic Health, Aging, and Longevity in ad Libitum-Fed Mice», *Cell Metabolism*, marzo de 2014.

En un estudio reciente hemos demostrado que bastaba con reducir las proteínas para que los ratones enfermaran menos de melanoma y tumor de mama.[8] Además, cuando aparecían, los tumores crecían más despacio si los animales ingerían menos proteínas. Los datos proporcionados por las investigaciones con ratones y organismos sencillos también pueden citarse para respaldar la influencia de los períodos de restricción calórica y los ayunos prolongados en el alargamiento de la vida y la reducción de las enfermedades relacionadas con el envejecimiento.[9] En resumen: la investigación biogerontológica básica es el fundamento de los estudios epidemiológicos, clínicos y sobre los humanos centenarios que hemos mencionado, pero también nos brinda un sistema sencillo para experimentar en él las hipótesis derivadas de los estudios con el hombre.

## Segundo Pilar: Epidemiología

La mayoría de los estudios con grupos grandes o relativamente grandes demuestran una relación entre la dieta con bajo contenido de proteínas —basada en vegetales y pescado, hidratos de carbono muy complejos, aceite de oliva

8. M. Levine *et al.*, + V. D. Longo, «Low Protein Intake Is Associated With a Major Reduction in IGF-1, Cancer, and Overall Mortality in the 65 and Younger But not Older Population», *Cell Metabolism*, marzo de 2014.

9. S. Brandhorst *et al.*, + V. D. Longo, «A Periodic Diet that Mimics Fasting Promotes Multi-System Regeneration, Enhanced Cognitive Performance, and Healthspan», *Cell Metabolism*, julio de 2015.

y frutos secos—, un reducido nivel de enfermedades y una longevidad sana. Por ejemplo, el estudio epidemiológico que hemos realizado con 6.000 ciudadanos estadounidenses indica que el consumo de una dieta con alto contenido de proteínas se asocia a niveles mayores del factor de crecimiento y envejecimiento del IGF-1 (figura 4.3) y a un incremento del 75 % de la mortalidad global, además de una incidencia tres o cuatro veces más grande de la mortalidad por cáncer que con la dieta que recomendamos aquí, de bajo contenido proteínico y basada en los vegetales (figura 4.4).[10] A diferencia de lo que expone Colin Campbell en el libro *China Study*, estos efectos de las proteínas solo parecen tener validez antes de los sesenta y cinco o setenta años (fgura 4.3). En cambio, un estudio de la Universidad de Harvard con más de 100.000 médicos y enfermeros señala que una dieta con pocos carbohidratos, rica en grasas animales y proteínas está asociada a una mortalidad mayor, tanto global como por cáncer y enfermedades cardiovasculares, lo que concuerda con nuestro estudio.[11] Otra investigación similar realizada con 40.000 varones indica que una alimentación con bajo contenido de carbohidratos y alto de proteínas animales está relacionada con una duplicación de la apari-

10.  M. Levine *et al.*, + V. D. Longo, «Low Protein...», art. cit.

11.  T. T. Fung, R.M. van Dam, S. E. Hankinson, M. Stampfer, W. C. Willett y F. B. Hu, «Low-Carbohydrate Diets and All-Cause and Cause-Specific Mortality: Two Cohort Studies», *Annals of Internal Medicine*, septiembre de 2010.

ción de diabetes.[12] Muchos otros estudios epidemiológicos asocian altos niveles del IGF-1 en la sangre con el doble de casos de cáncer de mama, de próstata y de otros tipos.[13] Como sabemos que el consumo de proteínas es el principal regulador del nivel del IGF-1 y que el de proteínas animales suele estar asociado al de grasas saturadas de origen animal, estos estudios refuerzan notablemente la conexión entre un gran consumo de proteínas y grasas saturadas y el cáncer.

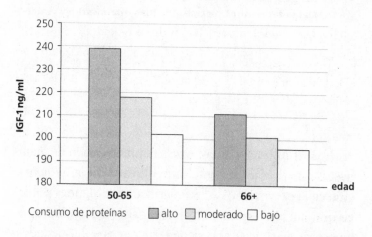

Consumo de proteínas   ■ alto   ▣ moderado   ☐ bajo

4.3. Los niveles de IGF-1 (el factor de crecimiento pro envejecimiento y cáncer) solo son altos en personas con alto consumo de proteínas antes de los sesenta y cinco años.

12. L. de Koning *et al.*, «Low-Carbohydrate Diet Scores and Risk of Type 2 Diabetes in Men», *American Journal of Clinical Nutrition*, abril de 2011.

13. M. Pollack, «Insulin and Insulin-Like Growth Factor Signalling in Neoplasia», *Nature Reviews Cancer*, diciembre de 2008.

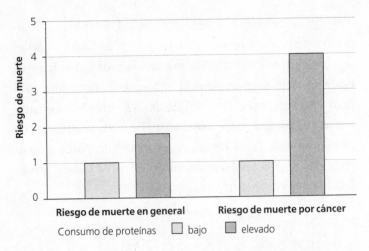

4.4. Un alto consumo de proteínas hasta los sesenta y cinco años se asocia a un aumento del 75 % del riesgo de muerte y a un riesgo cuatro veces mayor de muerte por cáncer.

Los estudios epidemiológicos también ponen de manifiesto el papel fundamental que desempeña la alimentación en la prevención de las enfermedades: algunas poblaciones, caracterizadas por ciertas carencias vitamínicas, muestran más incidencia de determinadas enfermedades. Por ejemplo, la carencia de vitamina D se ha asociado a un riesgo mayor de diabetes y de enfermedades autoinmunes y cardiovasculares.[14]

14. S. Wang, «Epidemiology of Vitamin D in Health and Disease», *Nutrition Research Reviews*, 22, 2009.

## Tercer Pilar: Ensayos clínicos

La prueba definitiva de los efectos de un alimento o de un estilo de alimentación sobre la longevidad y las enfermedades es la experimentación directa en ensayos clínicos con control aleatorio. En estos ensayos, los sujetos se asignan aleatoriamente a un grupo que consume una dieta de control (que no tiene efectos sobre la salud, o los tiene ya conocidos) o a un grupo que consume una dieta experimental (de la que se espera un beneficio superior para la salud). Aunque todavía no se ha hecho ningún estudio aleatorizado de gran alcance que compare la Dieta de la Longevidad con otra convencional (hemos empezado a hacer varios ensayos para llegar a este objetivo), muchos otros estudios respaldan las líneas maestras que he expuesto en este capítulo. Por ejemplo, hemos demostrado que también la adopción periódica de una alimentación basada en los vegetales y con bajo contenido de proteínas puede reducir muchos marcadores de riesgo de envejecimiento y enfermedad en un grupo de sujetos comprendidos entre los veinte y los setenta años (véase más adelante el capítulo 6 sobre el ayuno y la Dieta que Imita el Ayuno). En España, un grupo de investigadores ha estudiado a miles de personas con riesgo de padecer enfermedades cardiovasculares sometiéndolas a una dieta «con bajos niveles de grasas», sin más, o a una dieta mediterránea que se parecía bastante a la Dieta de la Longevidad y era muy rica en aceite de oliva y frutos secos. La dieta mediterránea reforzada con un consumo elevado de aceite de oliva o de 30 gramos diarios de frutos secos (nueces, avellanas o almendras) estaba asociada a una reducción de las enfermedades cardiovasculares y de la mortalidad por estas mismas enfermedades.[15] Diversas investigaciones que han analizado la asociación entre varios tipos de frutos secos con varias enfermedades también han demostrado la función protectora de estos.[16] Otra serie de ensayos clínicos demuestra claramente que la ingesta de proteínas se asocia con el aumento del nivel del IGF-1, confirmando así el vínculo entre proteínas, el IGF-1, envejecimiento y cáncer.

Aunque el suyo no es un ensayo clínico aleatorizado, Satchin Panda y sus colaboradores han estudiado la asociación entre el número de horas diarias en que las personas consumen alimento, el horario en que lo hacen, los patrones del sueño y los factores de riesgo de varias enfermedades. El resultado es que quienes comen en un intervalo de doce o más horas cada veinticuatro salen ganando con una reducción de este intervalo a doce horas o menos.[17] A esto se añade que una alimentación con carbohidratos complejos y grasas buenas también es la mejor para controlar el peso, mientras que una dieta con una cantidad muy baja de carbohidratos (menos del 10 % de las calorías) y una can-

15. R. Estruch *et al.*, «Primary Prevention of Cardiovascular Disease with a Mediterranean Diet», *The New England Journal of Medicine*, abril de 2013.

16. Y. Bao, J. Han, F. B. Hu, E. L. Giovannucci, M. J. Stampfer, W. C. Willett y C. S. Fuchs, «Association of Nut Consumption with Total and Cause-Specific Mortality», *The New England Journal of Medicine*, noviembre de 2013.

17. S. Gill y S. Panda, «A Smartphone App Reveals...», art. cit.

tidad alta de proteínas (más del 20-30 % de calorías) y grasas se ha cotejado con otra similar a la de los habitantes de Okinawa,[18] que consumen una cantidad moderada de carbohidratos, con el resultado de una pérdida de grasa parecida; pero la dieta con una cantidad muy baja de carbohidratos ha provocado una pérdida mucho mayor de agua y proteínas, lo cual indica que el fuerte efecto adelgazador de este tipo de dietas repercute tanto en los líquidos y los músculos, como en las grasas.

## Cuarto Pilar: Estudio de los centenarios

Si observamos las zonas del mundo que cuentan con mayor presencia de individuos centenarios estudiadas por mi grupo y mis colegas —la isla de Okinawa, Loma Linda en California, Calabria y Cerdeña, Costa Rica y Grecia—, descubrimos que estas personas, salvo algunas excepciones, tienen en común una alimentación sobre todo vegetal, con muchos frutos secos y un poco de pescado, pocas proteínas, pocos azúcares y grasas saturadas o trans y muchos carbohidratos complejos, derivados de legumbres u otros alimentos de origen vegetal. Muchos de estos centenarios suelen comer dos o tres veces al día, poco por la noche y en muchos casos antes de que oscurezca. En general tienden a consumir una variedad limitada de alimentos, típicos de

18. M. U. Yang y T. B. Van Itallie, «Composition of Weight Lost During Short-Term Weight Reduction. Metabolic Responses of Obese Subjects to Starvation and Low-Calorie Ketogenic and Nonketogenic Diets», *Journal of Clinical Investigation*, septiembre de 1976.

su tierra, aunque en algunos casos modifican su dieta. Los habitantes de Okinawa, por ejemplo, obtenían la mayor parte de sus calorías de las batatas moradas, pero ahora esto es mucho menos común.

## Okinawa

El doctor Craig Wilcox y sus colaboradores han comparado las costumbres alimentarias de un anciano típico de Okinawa con las del ciudadano estadounidense típico.

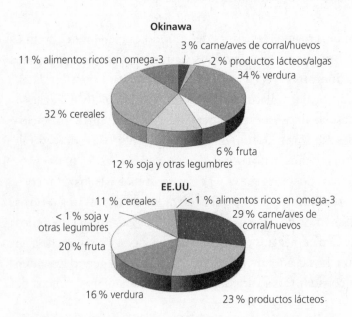

4.5. Costumbres alimentarias de los ancianos de Okinawa comparadas con las estadounidenses (en % de peso).

Por tanto, comparados con los habitantes de Okinawa, los estadounidenses consumen diez veces más comida de origen animal y tres más de fruta, pero menos pescado, la mitad de las verduras y un tercio de los cereales.

Como puede verse en la figura 4.6, los habitantes de Okinawa enfermaban bastante menos de cáncer y de patologías cardiovasculares, no solo respecto de los habitantes de Estados Unidos, sino de los demás japoneses.

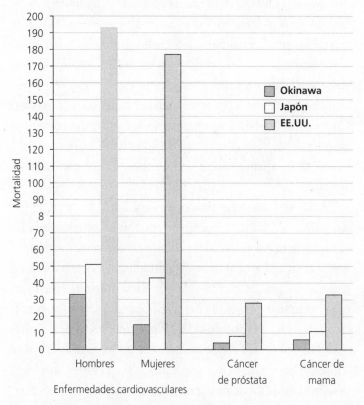

4.6.  Enfermedades: Okinawa, Japón y EE.UU.

En el caso del envejecimiento cerebral y los trastornos neurológicos, Wilcox y sus colaboradores estudiaron varias franjas de edad de los habitantes de Okinawa y observaron una reducción del 30-50 % en la aparición de demencia senil con respecto a las personas de la misma edad en Estados Unidos.

Además de la alimentación, ¿qué hace que los habitantes de Okinawa sean tan longevos? Wilcox y sus colaboradores creen que la actividad física es otro elemento fundamental para su longevidad y salud. Las actividades físicas van de la simple jardinería a las artes marciales o la danza. Hace algunos años, cuando fui a ver a Craig en Okinawa, visitamos a una mujer nonagenaria que varias veces por semana iba a bailar con una botella grande sobre la cabeza. Cuando no bailaba, se entretenía tocando instrumentos japoneses tradicionales. Pero de la actividad física y su relación con la longevidad me ocuparé en el capítulo siguiente.

Wilcox y sus colaboradores también cuentan que los habitantes de Okinawa cultivan mucho la espiritualidad y se encomiendan en igual medida a médicos que a chamanes. Aunque el efecto de la espiritualidad sobre la longevidad no está tan claro como el de la alimentación, a menudo se percibe su asociación con las poblaciones más longevas. Hoy día muchos estudios científicos señalan que la espiritualidad puede ser eficaz en la prevención y también en la curación de algunas enfermedades y condiciones patológicas. Pero después de haber oído gran cantidad de historias, en muchos casos totalmente distintas, contadas por centenarios de todo el mundo, creo que el denominador común no es la espiritualidad en sí, sino tener una meta en la vida, las ganas de vivir. Mi colega Jim Vaupel, director del Max-Planck Institute for Demography, me dijo un día algo que me sorprendió: «Por lo que he podido ver, lo que tienen en común muchas de las personas más longevas del mundo es su tenacidad: son luchadores, capaces de sobrevivir incluso a la muerte de sus propios hijos». Es lo que le sucedió a madame Calment, la mujer francesa que alcanzó el récord de ciento veintidós años, o a la italiana Emma Morano, que mientras escribo estas líneas [2015] tiene ciento dieciséis. Se cuenta que madame Calment solía decir: «Si no puedes hacer nada, no te molestes», o: «Solo tengo una arruga y estoy sentada encima»; a un periodista le declaró que si había dejado de fumar a los ciento diecisiete años no era por motivos de salud, sino porque ya no conseguía encender los cigarrillos. Pero su mejor ocurrencia fue lo que le respondió a un periodista que le dijo: «Madame, espero volver a verla dentro de un año». «¿Por qué? —replicó ella—, ¡no tienes pinta de estar enfermo!» Aunque es difícil cuantificar todo esto en términos científicos, llegó a la conclusión de que algunos centenarios encuentran su fuerza en Dios, otros en sus familias y muchos en la simple alegría de vivir, de comerse otra tarta después de haber pasado por guerras mundiales y hambrunas, cuando la tarta solo podían soñarla, o beberse otro vaso de vino; esto me lleva de vuelta a Italia y a dos de las personas que más quiero en el mundo.

## Salvatore Caruso y Molochio

Corría el año 2006 y mi tío, que vive en Molochio, un pueblecito de 2.000 almas donde se criaron mis padres, me dijo que Salvatore Caruso, llamado *U ragiuniere*, había cumplido los cien. «No está mal», pensé. Recuerdo que Salvatore era famoso en el pueblo porque contaba un montón de historias interesantes. Incluso había escrito un libro sobre su vida en el que también se recogían sus reflexiones.

Cada año que pasaba la cosa se ponía más interesante, y en 2010 ya había en Molochio cuatro personas centenarias: uno de los porcentajes más altos del mundo de centenarios en relación con el número de habitantes. Yo volvía a Molochio todos los veranos, incluso después de haberme trasladado a Los Ángeles, aunque mi madre y mi padre ya no iban mucho. Entretanto mis abuelos ya habían muerto, pero yo estaba convencido de que ese pueblecito perdido en las montañas del Aspromonte esperaba mi peregrinaje anual, y con él sus habitantes. No se me pasaba por la cabeza que también sería importante para confirmar «en carne y hueso» lo que habíamos descubierto en el laboratorio, pero empecé a visitar a Salvatore y a otros ancianos y a preguntarles cómo vivían y qué comían.

El credo de Salvatore era: «Ni Baco, ni tabaco, ni Venus», lo que le hacía muy popular, pero también en su caso, como en el de la mayoría de los centenarios, entre el dicho y el hecho había mucho trecho, y la verdad es que Salvatore bebía vino, había estado casado muchos años y había tenido un hijo. Pero acerca de lo que comía no tuve que preguntarle mucho, porque era lo mismo que comía mi abuelo y que comía yo de pequeño, que estaba a pocas manzanas de su casa: pan integral, aceitunas, aceite de oliva, almendras, bacalao, tomates, pero sobre todo y casi a diario *pasta e vaianeia*, un poco de pasta con muchas verduras y judías verdes.

¿Por qué Salvatore, mi abuelo y todos los habitantes de la zona comían esas judías y aceitunas? Porque no tenían mucho más. Las variantes de ese plato sigue siendo lo que se come más a menudo en mi mesa.

Cuando estaba en otro de los lugares mágicos adonde acudo todos los años, en los Andes meridionales del Ecuador, para estudiar la población de los larones (esos que no enferman casi nunca) en colaboración con Jaime Guevara, le dije a Stephen Hall, que estaba escribiendo el artículo de portada sobre la longevidad para el *National Geographic*: «Si de verdad quieres conocer a personas que consiguen vivir muchos años sin enfermar tienes que ir al pueblo de mis padres». Stephen me pidió más datos y luego probablemente pensó lo que había pensado yo también: que era demasiado raro para ser una mera coincidencia. Para mi gran sorpresa varios meses después me escribió un correo electrónico que decía: «Estoy en Molochio, acabo de comprobar que entre sus 2.000 habitantes hay cuatro centenarios y cuatro nonagenarios». No me hizo falta recordarle que era uno de los lugares (por no decir el lugar) del mundo con un porcentaje más alto de centenarios. Los centenarios de Molochio fueron el tema principal del número del *National Geographic* de 2013 dedicado a la longevidad.

Una observación fundamental acerca de la longevidad máxima que hicimos en el sur de Italia, en colaboración

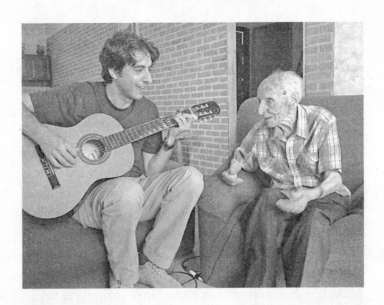

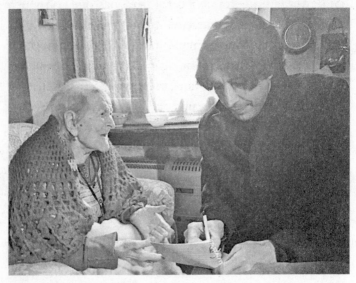

4.7 y 4.8 Con Salvatore Caruso y Emma Morano.

con Giuseppe Passarino, es que en la mayoría de los casos los centenarios viven con las familias de sus hijos o hijas, que han adoptado un estilo alimentario más moderno, rico en proteínas y a base de productos de origen animal. Hemos conjeturado que esta transición, que muchos de ellos realizaron a los ochenta-noventa años, pudo contribuir a su extrema longevidad. En otras palabras, muchos centenarios podrían retrasar el envejecimiento y optimizar su estado de salud manteniendo durante sus primeros setenta-ochenta años de vida una alimentación rica en vegetales y pobre en proteínas, para pasar después a una dieta más rica en proteínas y alimentos de origen animal (huevos, pollo, leche, queso). Esto concordaría con nuestro descubrimiento de que un aporte bajo de proteínas está asociado a la longevidad y a una fuerte reducción del cáncer en las personas de edad inferior a sesenta y cinco años, pero no en las de sesenta y seis y más.[19] En efecto, sabemos que el IGF-1 y otras hormonas que contribuyen al envejecimiento pueden alcanzar niveles muy bajos después de los ochenta años, por lo que a estas edades una dieta muy estricta es menos eficaz contra el cáncer y la diabetes; por otro lado, es un factor de riesgo de disfunciones del sistema inmunitario, mala cicatrización de las heridas y debilidad. También en este caso el problema no conlleva cambios complicados y se resuelve manteniendo hasta los sesenta y cinco-setenta años la Dieta de la Longevidad para, a continuación, incrementar gradualmente (pero solo el 10-20 %) el aporte pro-

19. M. Levine *et al.*, + V. D. Longo, «Low Protein...», art. cit.

teínico y alimenticio en general, de cara a mantener un peso adecuado y una fuerza muscular conveniente.

Pero el mayor regalo que nos hacen estos centenarios es su capacidad de acceder a cien años de aventuras, guerras, relatos e historias tristes en pocos segundos, y de sorprendernos y hacernos reír. Cuando el periodista de la televisión insistió en que le preguntase a una centenaria de Molochio con qué frecuencia comía carne roja cincuenta años antes, la mujer primero contestó con un: «¿Qué?», porque no había entendido la pregunta; luego, cuando su hija se la tradujo al dialecto local, se echó a reír y dijo: «Carne claro que comí; una vez mis amigos y yo logramos colarnos en una boda y comimos carne». Nosotros le habíamos preguntado cuántas veces por semana la comía pero ella nos contestó que la había comido una vez probablemente en años, por no decir en décadas.

## Emma Morano

Otra persona excepcional a quien he tenido la suerte de conocer y que he vuelto a ver hace poco es a Emma Morano, de Pallanza, en el lago Maggiore. Cuando escribo esta líneas ya tiene casi ciento diecisiete años y todavía está como una rosa. Se cree que es la persona que más ha vivido en toda la historia de Italia y hoy es la más vieja del mundo. Recientemente hemos aparecido los dos en un artículo publicado por el *New York Times*, en el que la periodista me preguntaba cómo era posible que Emma comiera tres huevos diarios y carne a menudo y fuera una de las mujeres más longevas de la historia de la humanidad. El artículo recogía mi frase: «Si tomas cien centenarios encontrarás cien elixires de la vida distintos».[20]

Yo quería saber si era cierto que Emma había conseguido vivir tantos años comiendo huevos y carne roja. Pedí que en la entrevista estuviera presente su sobrina. Salió a relucir que durante muchas décadas la alimentación de Emma había sido probablemente más rica en vegetales, con mucho arroz y potajes, y que en edad muy avanzada había introducido más ingredientes de origen animal. Pero lo más importante de lo que averigüé fue la confirmación de que Emma probablemente contaba la dotación genética adecuada, esa que multiplica de forma notoria las posibilidades de que una persona llegue a los cien. Su madre había muerto a los noventa y cuatro años y una hermana suya a los ciento dos, mientras que las otras dos hermanas habían alcanzado los noventa y ocho y su hermano también era nonagenario. De las publicaciones de varios grupos de investigadores se desprende, en efecto, que los hijos de centenarios presentan en promedio una reducción del 50 % de enfermedades como hipertensión, ictus, dolencias cardíacas y diabetes, y que basta con tener un progenitor que haya superado los ochenta y siete para reducir la incidencia del cáncer en un 24 %.[21] Otra prueba viviente son los larones de Ecuador, que aunque comen de un modo poco salu-

20. http://www.nytimes.com/2015/02/15/world/raw-eggs-and-no-husband-since-38-keep-her-young-at-115.html

21. A. Dutta *et al.*, «Longer Lived Parents: Protective Associations with Cancer Incidence and Overall Mortality», *The Journals of Gerontology Series A: Biological Sciences and Medical Sciences*, noviembre de 2013.

dable y tienen sobrepeso u obesidad viven muchos años con buena salud.

Comoquiera que sea, mientras no seamos capaces de probar y producir medicinas que imiten de forma artificial las mutaciones genéticas —para eso tendremos que esperar muchos años—, la alimentación es el instrumento más adecuado para prevenir y curar enfermedades.

Emma recordaba muchísimas cosas y hablaba sin parar de unas pocas: la muerte de su hijo, de apenas siete meses, y de cómo había recogido todas sus pertenencias y había dejado a su marido, que la maltrataba física y psicológicamente. Había sucedido casi ochenta años antes de mi entrevista. También me impresionó su insistencia en que yo manejase con suma delicadeza su álbum de fotos: debía tener mucho cuidado, dijo, porque aún lo necesitaría por mucho tiempo.

De cara a nuestra visita a Emma, la investigadora de mi grupo Franca Ranucci había propuesto llevarle un chal como regalo. «¿Un chal? —me dije—. No, quizá mejor algo que le guste de verdad.» De modo que le llevamos una tarta. Cuando se la di estaba cansada y no dijo nada, así que pensé que quizá Franca tenía razón y habríamos tenido que regalarle un chal.

Sin embargo, observé que una de sus sobrinas le decía: «No te preocupes, tía, te dejo la tarta aquí, justo al lado del almohadón». No habían pasado ni cinco minutos cuando las sobrinas nos llamaron para decirnos que Emma estaba comiendo. Pasados diez minutos más, además de una sopa y unos huevos, Emma había devorado la tarta, con mucha compostura, comiendo sola y sin que se le cayera una miga.

No he estudiado personalmente a los centenarios de la zona de Nuoro, pero los investigadores Gianni Pes, Michel Poulain y Luca Deiana, junto con el periodista Dan Buettner, han dado fama mundial a esta región. Como en el caso de Molochio, algunos pueblos de la «zona azul» de Cerdeña han alcanzado porcentajes de centenarios de siete por cada 2.500 personas, con lo que se incluyen entre los lugares con más alto porcentaje de centenarios del mundo.

Hoy son muchos los casos de zonas o países (sobre todo en Rusia y Sudamérica) que piden que se les incluyan en la lista de las «zonas azules» por tener longevidades aún mayores, pero a menudo son historias inventadas para atraer a los periodistas y, con ellos, el dinero que tal fama puede acarrear.

No es de extrañar que los habitantes de la «zona azul» sarda se alimenten sobre todo con vegetales, a base de legumbres, pan de cereales integrales y muchísima verdura. En la comarca se produce el queso *pecorino* de oveja, rico en omega-3, del que dan buena cuenta.

## Loma Linda, tierra de longevos en California

Cuando el doctor Gary Fraser, de la Universidad Loma Linda, que dista apenas una hora en coche de mi universidad de Los Ángeles, comparó la longevidad de los californianos pertenecientes a la Iglesia adventista con la del resto de los habitantes del estado, concluyó que los hombres adventistas, que también eran vegetarianos, vivían casi una década más que el promedio de los hombres californianos, mientras que las mujeres adventistas vegetarianas vivían seis años más que las mujeres californianas.[22] Una vez más, no es de extrañar que entre los adventistas vegetarianos de California los más longevos fuesen los que consumían frutos secos al menos cinco veces por semana, al menos dos platos de verdura al día y al menos tres de legumbres por semana: vivían más que el resto y enfermaban con menor frecuencia. Otras características de los adventistas californianos eran las cenas ligeras al atardecer y el mantenimiento de un peso corporal y un perímetro abdominal ideales. La dieta de los californianos longevos también se compone de alimentos principalmente vegetales, con muchas legumbres, nueces, almendras, etcétera, repartidos en tres comidas —desayuno, comida y cena ligera— e ingeridas en un intervalo máximo de doce horas.

## Quinto Pilar: Estudio de los sistemas complejos

Este es claramente el más abstracto de los Cinco Pilares, pero puede resultar de bastante utilidad a modo de respaldo de las conclusiones concretas, porque estudia máquinas complejas como los coches o los aviones para simplificar y entender ciertas funciones del cuerpo humano. Por ejemplo, el estudio del efecto de la edad respecto a una mayor necesidad de proteínas y en general de alimento, observado en estadounidenses de edad avanzada y debilitados,

22. G. E. Fraser *et al.*, «Ten Years of Life is a Matter of Choice?», *Archives of Internal Medicine*, julio de 2001.

podría valerse de la comprensión de cómo los automóviles que no han necesitado mantenimiento pero no necesariamente estuvieron bien cuidados pueden mostrar, con el tiempo, una eficiencia menor en el consumo de carburante. Otro ejemplo de analogía es la que se da entre la alimentación del cuerpo humano y la de un coche, obtenida abasteciéndolo no solo de carburante (gasolina) sino también de líquido de frenos, líquido refrigerante del radiador, aceite de motor, etcétera. Aunque el radiador no sirve para que el coche se mueva, su función —enfriar el motor— lo hace esencial para su funcionamiento.

Tanto si se trata del cuerpo humano como de un automóvil, la mala alimentación de un sistema de importancia relativamente menor puede acelerar el envejecimiento o incluso detener la función de todo el sistema; «mala alimentación» puede ser proporcionar al coche líquidos equivocados o de mala calidad, o pocos. Por ejemplo, el automóvil —como el cuerpo humano— necesita grasas y una fuente de energía: el aceite de frenos y de motor, y la gasolina. Si el aceite es de baja calidad y equivocado, como las grasas saturadas de nuestra alimentación, el motor puede gastarse antes, pero unos niveles demasiado bajos de aceite en los frenos y el motor pueden estropearlos irreversiblemente. Del mismo modo, el azúcar es la principal fuente de energía para el cuerpo humano, igual que la gasolina para el coche. Estas analogías son útiles para ejemplificar la bioquímica del cuerpo humano, que es sumamente compleja, y evidenciar la relación fundamental entre los nutrientes, su función y el envejecimiento. Como he

dicho ya, el exceso de azúcar y carbohidratos, y el tipo
equivocado de grasas, dañan el cuerpo humano, que ha
evolucionado en un medio donde pocas veces había abun-
dancia de azúcares, carbohidratos y grasas.


## LA DIETA DE LA LONGEVIDAD SINTETIZADA

1) Adoptar una dieta vegana añadiendo pescado, pero
   sin abusar del que contiene mucho mercurio. Limitar el pescado a dos o tres comidas semanales.

2) Reducir al mínimo las grasas saturadas animales y
   los azúcares.

3) Consumir judías, garbanzos, guisantes y otras legumbres como principales fuentes de proteínas.

4) Hasta los sesenta y cinco-setenta años, mantener
   bajo el consumo de proteínas (0,7-0,8 gramos por
   kilo de peso, es decir, 35-40 gramos diarios para una
   persona de 50 kg y 60 gramos diarios para una persona de 100 kg si más o menos un tercio del peso es de
   grasa). Pasada esa edad, aumentar un poco el consumo de proteínas para no perder masa muscular.

5) Consumir grandes cantidades de carbohidratos
   complejos (tomates, brécoles, zanahorias, legumbres, etcétera). (Véase el Programa alimentario bisemanal del apartado final del libro.)

6) Consumir cantidades relativamente altas de aceite
   de oliva (50-100 ml diarios) y un puñado de nueces,
   almendras o avellanas.

7) Comer pescado y marisco con alto contenido de omega-3/6 y/o vitamina B12 (salmón, boquerones, sardinas, bacalao, dorada, trucha, almejas, gambas) al menos dos veces por semana (véanse la Tablas del apartado final del libro).

8) Seguir una dieta rica en vitaminas y minerales pero completarla dos o tres veces por semana con un suplemento multivitamínico/multimineral de alta calidad.

9) Comer en un intervalo de doce horas diarias (empezar después de las 8 y acabar antes de las 20, o después de las 9 y antes de las 21).

10) No comer durante tres o cuatro horas antes de acostarse.

11) Hacer periódicamente ciclos de cinco días de Dieta que Imita el Ayuno (véase el capítulo 6) cada uno a seis meses, según las necesidades y el consejo del médico o el nutricionista (véase el capítulo 6).

12) Para personas con sobrepeso o que tienden a ganar kilos es aconsejable hacer dos comidas diarias: desayuno y comida o cena, y dos meriendas de 100 calorías con bajo contenido de azúcares (menos de 3-5 gramos), una de las cuales sustituye a una comida. Consulte a un nutricionista para prevenir la malnutrición.

13) Tener bajo control el peso corporal y el perímetro abdominal para decidir el número de comidas diarias (dos o tres) (véase también el capítulo 8, sobre la diabetes).

14) Para las personas con peso normal y/o que tienden a perder peso es aconsejable hacer tres comidas normales, además de una merienda de 100 calorías con bajo contenido de azúcares (menos de 35 gramos) (véase el Programa alimentario bisemanal).

15) Comer escogiendo los ingredientes de entre los que comían nuestros antepasados.

# 5

## Ejercicio físico, longevidad y salud

Si analizamos el caso de los centenarios, pero también el de nuestros parientes próximos y lejanos, podemos encontrar fenómenos extremos, que comen de todo y en exceso, hacen vida sedentaria o se mueven poco, y no obstante alcanzan edades venerables. Mi colega Nir Barzilai suele contar la historia de los centenarios judíos asquenazíes de Nueva York, muy longevos a pesar de que ni se les pase por la cabeza hacer gimnasia. Como he explicado ya a propósito de la alimentación, sabemos que el factor más determinante, con diferencia, para la longevidad de un individuo es su dotación genética. Lo sabemos con certeza, no solo porque hemos identificado tanto ratones como personas con mutaciones genéticas que se traducen en un alto grado de protección contra las enfermedades relacionadas con el envejecimiento, sino también porque un chimpancé con una esperanza de vida de cincuenta años, por mucho que siga una dieta alimentaria perfecta y por mucho ejercicio físico que haga, nunca vivirá —por término medio— lo mismo que un ser humano, y ello a pesar de que más del 95 % de las secuencias de sus ADN son idénticas a las nuestras. Puesto que no es posible influir en nuestros genes, además de cambiar nuestra alimentación, será incidiendo en la actividad física como podremos tratar de alcanzar una longevidad sana. En efecto, la mayoría de las personas que llegan a los cien años con buena salud son activas o muy activas hasta una edad avanzada, aunque muchas de ellas ni siquiera saben lo que significa la expresión «ejercicio físico».

Según me han contado, en Okinawa hay pescadores que nunca dejan de trabajar, y he visto con mis propios ojos a aquella nonagenaria que bailaba con una pesada botella en la cabeza varias veces por semana. En Calabria, Salvatore Caruso, de ciento diez años, me contó que todos los días iba a pie a su olivar y lo duro que era su trabajo y el de los otros olivicultores (aunque su hijo me dijo que su mujer realizaba la mayor parte del trabajo); en Loma Linda, California, los longevos adventistas son famosos por el intenso ejercicio físico que hacen, sobre todo caminatas a paso veloz y gimnasia.[1] Cuando Dan Buettner les preguntó a los longevos costarricenses cuál era su secreto, halló la respuesta en su placer por el trabajo físico a lo largo de toda su vida, y al investigar entre los notoriamente longevos pastores de Cerdeña descubrió que recorren al menos

1. http://www.bbc.com/news/magazine-30351406

ocho kilómetros diarios subiendo y bajando por sus montañas.[2]

¿Qué tipo de ejercicio es óptimo para la salud y la longevidad? El que prefiramos, pero también el que podamos incorporar fácilmente a nuestra vida diaria y seguir haciéndolo hasta los cien años o más. Muchos habitantes de Okinawa practican las artes marciales y en especial una forma «suave» de las mismas llamada taichí, una mezcla de artes marciales y baile tradicional. Por tanto, lo que cuenta, más que el tipo de ejercicio físico, es que nuestro cuerpo se mueva más intensamente al menos de cinco a diez horas semanales.

Al presentar el Quinto Pilar de la Longevidad dije que se pueden estudiar ciertos sistemas complejos, como los coches o los aviones, para entender el funcionamiento de los seres humanos. Veamos el caso de los automóviles. Nadie quiere comprar uno de cinco años que haya recorrido más de 150.000 kilómetros, por los daños que seguramente habrá sufrido tras un uso tan intenso. Se pueden cambiar las ruedas o pintar, pero no se le puede cambiar todo, con el consiguiente riesgo de quedarse tirado. Lo mismo sucede con el cuerpo humano: hacer ejercicio es importante siempre que no se cometan excesos, porque las rodillas, las caderas y los dedos pueden dañarse gravemente, sobre todo si se hace un uso abusivo de ellos cuando ya están resentidos. Pero no cabe duda de que cierto tipo de movimientos y una alimentación apropiada pueden ayudar a

2. D. Buettner, *The Blue Zones, Second Edition: 9 Lessons for Living Longer From the People Who've Lived the Longest*, National Geographic, 2012.

algunos tejidos a curarse y regenerarse, lo que supone una ventaja del cuerpo humano comparado con un coche.

## OPTIMIZAR EL EJERCICIO FÍSICO PARA LA LONGEVIDAD

1) **Practicar la caminata veloz por lo menos una hora diaria.** Las personas siempre han estado acostumbradas a caminar, cualquiera que fuese su actividad. Hoy usamos máquinas para todo: coches, ascensores, lavadoras o lavavajillas. Para una hora de caminata diaria basta con escoger un bar o un restaurante que esté a quince minutos del puesto de trabajo e ir hasta allí dos veces al día; durante los fines de semana, ir a pie adonde normalmente iríamos en coche. Todos los años, cuando llevo a mis alumnos de la USC de Los Ángeles a Génova, el primer día visitamos a pie la ciudad y les pido que caminen siempre, vayan donde vayan, durante las tres semanas siguientes. Fuera coches, ascensores y escaleras mecánicas. Cuando acaba el curso, han aprendido a recorrer la ciudad a pie y se dan cuenta de que resulta agradable y se sienten mejor que cuando usaban coches y artilugios mecánicos para sus desplazamientos.

2) **Bici, carrera, natación, durante 30-40 minutos diarios en días alternos, y dos horas el fin de semana.** La mejor manera de hacerlo es tener una bicicleta estática en casa y otra para salir. Cuando podamos, salir; si no podemos, usar la estática, pero escogiendo una resistencia bastante alta, para que el pedaleo sea trabajoso (con un volante de inercia de por lo menos 10 kilos regulado al máximo).

Al cabo de diez minutos deberíamos empezar a sudar. Si usamos la bici en carretera, tratar de subir cuestas con una duración de al menos 10-15 minutos. Practicar esta actividad durante no menos de 40 minutos en días alternos y durante dos horas el fin de semana. La bicicleta es preferible a la carrera, porque las articulaciones no se resienten tanto. No obstante, un estudio ha demostrado que en los individuos sanos la carrera de larga distancia no está asociada a la artritis crónica,[3] de modo que los percances de practicar esta actividad pueden ser menos comunes de lo esperado. En otro estudio realizado con 74.752 personas que practicaban la carrera desde hacía más de siete años se llegó a la conclusión de que correr reduce no solo el peso, sino también el riesgo de padecer artritis crónica.[4] Si nos atenemos a un Pilar de la Longevidad (el estudio de los sistemas complejos) podremos llegar a la conclusión de que montar en bicicleta es preferible a correr; en cambio, con referencia a otro Pilar (la epidemiología), la carrera sigue funcionando, pero después de practicarla durante décadas sus efectos beneficiosos pueden variar y ser muy distintos en el caso de individuos que hayan sufrido un percance. Por tanto, en las personas que siguen corriendo, pese a tener problemas y dolores articulares, los resultados

3. E. F. Chackravarty, «Long Distance Running and Knee Osteoarthritis. A Prospective Study», *American Journal of Preventive Medicine*, agosto de 2008.

4. P. T. Williams, «Effects of Running and Walking on Osteoarthritis and Hip Replacement Risk», *Medicine & Science in Sports & Exercise*, julio de 2013.

pueden ser muy distintos. La natación es otro excelente
ejercicio físico, aunque sus efectos beneficiosos respecto a
la longevidad se han estudiado menos que los de la carrera.

3) **Usar los músculos.** Hasta hace unos cien años estábamos acostumbrados a hacerlo todo solos, pero luego, poco a
poco, empezamos a usar ascensores y escaleras mecánicas, a ir en coche en vez de andar, a utilizar carritos en vez de
bolsas.

Cada músculo de nuestro cuerpo necesita ser estimula-
do a menudo, porque los músculos crecen y se fortalecen
en respuesta a las lesiones. Por ejemplo, si llevamos mucho
tiempo sin hacerlo, subir rápidamente seis pisos de escaleras puede provocarnos dolores en varios músculos de las
piernas. El dolor es la prueba de que hay una lesión en los
músculos que, a su vez, en presencia de un aporte proteínico suficiente, provoca la activación de las «células satélites»
y el consiguiente crecimiento muscular. De modo que los
músculos pueden dañarse ligeramente y reconstruirse solo
con practicar ejercicios diarios que los estimulen. Pero, lo
mismo que en la alimentación, un daño menor puede convertirse en un daño importante si el esfuerzo es excesivo o
se sigue estimulando un músculo o un cartílago ya diagnosticado como inflamado. El ejercicio muscular tiene que
evitar daños agudos igual que daños lentos y crónicos,
como los que sufren las rodillas y las caderas de atletas que
no pasan por encima del dolor y siguen forzando unas articulaciones ya dañadas.

## Duración, intensidad y eficacia del ejercicio físico

¿Cuánto debe durar el ejercicio y cuál debe ser su intensidad a fin de que sea beneficioso para la salud y la longevidad? Ante todo, cabe decir que la mayoría de los estudios que relacionan el ejercicio físico con la longevidad se basan en un solo pilar, la epidemiología, lo que dificulta tener la certeza de que el ejercicio físico guarde relación con una vida más larga. En los estudios que se refieren particularmente al ejercicio físico, se pregunta a las personas acerca de sus costumbres; luego se sigue la trayectoria de dichas personas para ver si contraen enfermedades y mueren. Una de las limitaciones de este tipo de investigación es que hay personas que no hacen ejercicio físico porque padecen ya enfermedades o trastornos que quizá ni siquiera conozcan. Este tipo de dolencias o condiciones pueden incluir en el grupo de quienes no practican ejercicio físico a muchos sujetos que no están sanos. Aunque hay factores de corrección para evitar este problema, aplicarlos es muy difícil y lleva a una sobreinterpretación de los datos. No obstante, estos estudios pueden darnos datos muy válidos, en particular cuando se realizan con cientos de miles de sujetos.

En un estudio llevado a cabo en Australia se controló a 204.542 personas de edades comprendidas entre los cuarenta y cinco y setenta y cinco años para analizar la relación entre ejercicio físico y mortalidad en general (longevidad). El grupo que declaraba realizar un ejercicio físico semanal de moderado a intenso durante más de 150 minutos presentaba una reducción del 47 % de la mortalidad, que pasaba al 54 % en el grupo con actividad física de moderada a intensa durante 300 minutos semanales.[5] El efecto crecía otro 9 % en las personas cuya actividad física semanal era decididamente intensa. El ejercicio moderado implica movimientos que queman de tres a seis veces más calorías que si se permanece sentado (3-6 MET). Por «ejercicio intenso», en cambio, se entienden los movimientos que multiplican por más de seis la quema de calorías en reposo (> 6 MET).

| Entrenamiento ligero | Entrenamiento moderado | Entrenamiento intenso |
|---|---|---|
| (hasta 3 MET) | (de 3 a 6 MET) | (más de 6 MET) |
| Caminata lenta | Caminata rápida (> 6 km/h) | Escaleras/cuestas |
| Bicicleta lenta | Bicicleta rápida (16-19 km/h) | Carrera en bicicleta (> 19 km/h) |
| Estar de pie, hacer tareas, leer | Jardinería | Fútbol |
| Trabajo de oficina | Jogging ligero | Jogging (> 10 km/h) |

5.1. Los tres tipos de entrenamiento y sus correspondientes actividades físicas.

En otro estudio de gran amplitud que reunía seis investigaciones llevadas a cabo en Estados Unidos y Europa se hizo un seguimiento de 661.137 hombres y mujeres con edad media de sesenta y dos años durante un promedio de cator-

5. K. Gebel *et al.*, «Effect of Moderate to Vigorous Physical Activity on All-Cause Mortality in Middle-Aged and Older Australians», *JAMA Internal Medicine*, junio de 2015.

ce años. A lo largo de este período murieron 116.686. La investigación puso en evidencia que la mortalidad de quienes practicaban actividad física moderada durante menos de 150 minutos, o intensa durante 75 minutos semanales, era un 20 % inferior a la de quienes no practicaban ninguna. Esta reducción pasaba al 31 % en el caso de quienes practicaban ejercicio físico moderado durante más de 150 minutos o intenso durante 75 minutos semanales y al 37 % en quienes practicaban una actividad física moderada durante más de 300 minutos o intensa durante 150 minutos semanales.[6] La prolongación del ejercicio físico más allá de estos 150/300 minutos semanales casi no añadía beneficios, y en quienes practicaban una actividad física diez veces más intensa se observaron unos efectos beneficiosos aún menores.

## CONSUMO DE PROTEÍNAS Y EJERCICIO CON PESAS

Varios estudios señalan que aumentar la ingesta diaria de proteínas por encima de 0,72 gramos por kilo de peso corporal no influye en el crecimiento muscular[7] y también que ingerir 30 gramos de proteínas en una comida con bajo contenido de carbohidratos optimiza la síntesis muscular.[8] El

---

6. H. Arem *et al.*, «Leisure Time Physical Activity and Mortality: a Detailed Pooled Analysis of the Dose-Response Relationship», *JAMA Internal Medicine*, junio de 2015.

7. D. Paddon-Jones y B. B. Rasmussen, «Dietary Protein Recommendations and the Prevention of Sarcopenia», *Current Opinion in Clinical Nutrition & Metabolic Care*, enero de 2009.

8. *Ibidem.*

aumento de la síntesis muscular es mayor si los 30 gramos de proteínas se consumen entre una y dos horas después de haber hecho ejercicios de resistencia, como levantamiento de pesas o flexiones. La síntesis muscular es ideal cuando el peso levantado es entre un 60 % y un 75 % del peso máximo que la persona logra levantar (brazos) o apretar (piernas), en individuos tanto jóvenes como viejos.[9] En resumen: el consumo ideal de proteínas es de al menos 30 gramos por comida. Para optimizar el crecimiento muscular, esta comida debe hacerse de una a dos horas después de un ejercicio con pesas relativamente intenso (al menos 60-75 % del máximo).

EN RESUMEN

1) Caminar a paso rápido una hora diaria.

2) No usar las escaleras mecánicas y los ascensores aunque haya que subir muchos pisos.

3) Durante el fin de semana tratar de hacer largas caminatas (evitando las zonas contaminadas).

4) Hacer ejercicio moderado durante 150-300 minutos semanales, con momentos de ejercicio intenso.

5) Hacer ejercicios, con o sin pesas, para reforzar los músculos (combinándolos con comidas que contengan 30 gramos de proteínas después de los ejercicios con pesas).

9. V. Kumar, A. Selby, D. Rankin *et al.*, «Age-Related Differences in the Dose-Response Relationship of Muscle Protein Synthesis to Resistance Exercise in Young and Old Men», *The Journal of Physiology*, enero de 2009.

# 6

## Dieta que Imita el Ayuno periódica (DIA), gestión del peso y longevidad con buena salud

RESTRICCIÓN CALÓRICA, AYUNO Y DIETA QUE IMITA
EL AYUNO

En 1992, cuando vi a mi mentor Roy Walford salir de Biosfera 2 en Arizona tras dos años de dura restricción calórica, al observarle a él y a los otros siete demacrados componentes del experimento pensé que seguro que existía un sistema más adecuado para retrasar el envejecimiento y prevenir las enfermedades. Una década después, cuando buscaba la mejor manera de proteger a los pacientes oncológicos mediante la sensibilización a la terapia de las células tumorales, recordé unos experimentos que había realizado cuando estudiaba en la UCLA: las células, al pasar de un ambiente rico en azúcares al agua, quedaban protegidas y vivían el doble.

Después llegamos a demostrar que los ratones, que en vez de tomar una alimentación rica en calorías ayunaban, quedaban protegidos del estrés oxidativo. Pero me preguntaba si este efecto protector se mantendría cuando los roedores retomaran su alimentación normal. Habría sido lo ideal, porque: 1) si una dieta fuese periódica y de corta duración (cuatro días cada dos semanas en el caso de los ratones y cinco días de uno a seis meses en el de los seres humanos), a las personas les habría resultado mucho más sencillo seguirla, dado que el sacrificio sería mínimo y podrían decidir cuándo y con qué frecuencia hacerla; 2) sabía que tanto los seres humanos como los simios, cuando se los somete a una restricción calórica crónica, pueden sufrir efectos colaterales, como déficit del sistema inmunitario, dificultad para la cicatrización de las heridas, altos niveles de estrés, etcétera. Por tanto, si limitásemos el tiempo de ayuno a cinco días de uno a seis meses podríamos minimizar dichos efectos.

Era un horizonte teórico fascinante, pero cuando experimentamos el ayuno simple con agua durante tres días con pacientes que sufrían cáncer el resultado fue desastroso, no porque los datos no fueran buenos (al contrario, eran muy prometedores), sino porque los pacientes, cuando el oncólogo les pedía que practicaran un ayuno a base de agua durante la quimioterapia, temían que resultara demasiado duro y veían el agua como algo que iba a debilitarlos y no podía ser tan eficaz como las medicinas; por no hablar de la resistencia que opusieron médicos y enfermeros (véase el capítulo 7 dedicado a la prevención y la terapia del cáncer).

Mientras hacíamos estas investigaciones sobre el cáncer sabíamos que para estar seguros de que las células de los ratones habían pasado a una condición de protección teníamos que detectar cuatro cambios importantes: descenso del nivel del factor de crecimiento IGF-1, descenso del nivel de glucosa, altos niveles del subproducto de la descomposición de las grasas (los cuerpos cetónicos) y altos niveles del inhibidor del factor de crecimiento IGFBP-1.

Para obtener estos resultados, ideamos una dieta pobre en proteínas y azúcares y rica en ciertos tipos de grasas saludables que incorporase los avances de las numerosas tecnologías nutricionales desarrolladas en nuestros laboratorios, a fin de asegurar que el paciente recibiese una alimentación adecuada, maximizando los efectos de la terapia oncológica. La llamamos «Dieta que Imita el Ayuno».

Cuando ensayamos esta dieta durante cuatro días dos veces al mes en ratones de dieciséis meses (edad equivalente a los cuarenta y cinco en seres humanos) obtuvimos unos resultados notables:

1) La duración de la vida del 75 % y del 50 % (la edad a la que llegan el 75 % y el 50 % de los ratones) se prolongó, respectivamente, un 18 % y un 11 %.

2) Los ratones perdieron una parte considerable de grasa abdominal pero no masa muscular.

3) Los ratones mostraron una pérdida menor de la densidad mineral ósea ligada al envejecimiento.

4) Los tumores se redujeron casi a la mitad, pero la mayoría se presentaron después de veintiséis meses (más o menos equivalente a ochenta años humanos), en vez de los veinte meses (más o menos equivalentes a sesenta años humanos) del grupo que re-

cibió alimentación normal. Además, en los ratones sometidos a la Dieta que Imita el Ayuno la mayoría de las lesiones anómalas se presentaban como máximo en dos órganos, indicando que muchos tumores eran benignos. En resumen: el grupo sometido a esta dieta desarrollaba muchos menos tumores y a una edad más avanzada; además, a menudo se trataba de tumores benignos.

5) Los trastornos inflamatorios de la piel se redujeron a la mitad.

6) El sistema inmunitario se rejuveneció gracias a un proceso de regeneración a partir de células madre. La regeneración se produjo también en el hígado, los músculos y el cerebro. Los niveles de varios tipos de células madre aumentaron.

7) Los ratones de edades avanzadas sometidos a ciclos de la Dieta que Imita el Ayuno mostraban una mejora de la coordinación motora y mejores resultados en el aprendizaje y la memorización en tres pruebas cognitivas, indicios de una funcionalidad cerebral menos senil.

Para corroborar el estudio sobre la Dieta que Imita el Ayuno en los ratones de mediana edad, mostramos en otro estudio que el ayuno periódico es capaz de promover la regeneración, a partir de las células madre, de partes consistentes del sistema inmunitario. El ayuno destruye gran cantidad de células inmunitarias, pero también activa las células madre de la sangre y la espina dorsal. Cuando los ratones vuelven a comer, estas células madre desencadenan la regeneración del sistema inmunitario y nervioso, mientras que las células inmunitarias recién regeneradas poseen las características de células más jóvenes y funcionales, señal de que las células viejas dañadas y disfuncionales han sido reemplazadas por otras nuevas, jóvenes y funcionales.[10]

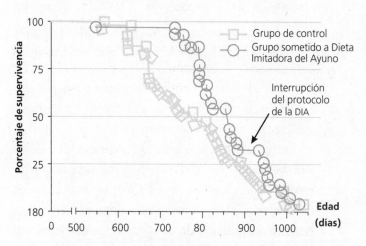

6.1. Los ratones que reciben la Dieta que Imita el Ayuno dos veces al mes, a partir de los dieciséis meses, tienen una vida más larga.

10. C-W. Cheng *et al.*, «Prolonged Fasting Reduces IGF-1/PKA to Promore Hemaropoietic- Stem-Cell-Based Regereration and Reverse Immunosuppresion», *Cell Strem Cell*, junio de 2014.

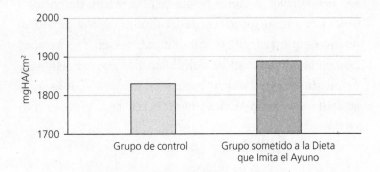

6.2. Los ratones viejos sometidos a la Dieta que Imita el Ayuno muestran una pérdida menor de la densidad mineral ósea (mgHA) que los del grupo de control.

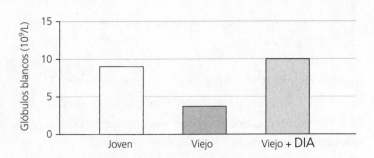

6.3. En los ratones viejos la Dieta que Imita el Ayuno iniciada a mediana edad rejuvenece el sistema inmunitario.

## Los efectos de la Dieta que Imita el Ayuno en el hombre: un ensayo clínico con cien sujetos

Los notables resultados de los estudios con ratones nos llevaron a desarrollar una Dieta que Imita el Ayuno específica para el hombre que, a diferencia de la enfocada hacia los pacientes con cáncer (véase el capítulo 7), contiene suficientes calorías, vitaminas, minerales y nutrientes esenciales, de modo que apenas se requiera la supervisión de un médico o de un biólogo nutricionista y puede ser adoptada por la mayoría de las personas.

Abstenerse de comer es una tradición antiquísima, ya se trate del ayuno cuaresmal cristiano, el del Ramadán de los musulmanes o el día semanal de ayuno de los hindúes. Aunque los datos sobre la frecuencia del ayuno en época prehistórica (Paleolítico y Neolítico) son muy escasos, es evidente que para los hombres, lo mismo que para los primates que los precedieron, el ayuno periódico era muy común, por la falta de comida debida a las condiciones estacionales y climáticas. En las tradiciones religiosas abstenerse de comer pasó a ser voluntario. En tiempos recientes la mayoría de las personas han renunciado al ayuno por la dificultad para practicarlo y el escepticismo acerca de sus beneficios. Por ejemplo, los cuarenta días de restricción calórica que terminan con una semana solo a base de agua casi han desaparecido de la práctica católica, y el ayuno tradicional del Ramadán, entendido como un período de sobriedad y disciplina, para muchos musulmanes ha acabado en un aumento de peso, debido a la alimentación excesiva tras el anochecer.

No obstante, la existencia del ayuno en la mayoría de las prácticas religiosas es una confirmación de estas hipótesis: 1) el ayuno puede tener efectos poderosos; 2) el ayuno, en general, es seguro si se practica de un modo correcto; 3) el ayuno no es una dieta de moda, sino que forma parte de nuestra evolución y nuestra historia. También abundan los datos sobre la seguridad de practicarlo procedentes de grandes clínicas como la True North Clinic del sur de California, la clínica Buchine de Alemania y el hospital Charité de Berlín, donde, bajo supervisión de un equipo médico, más de 5.000 pacientes practican anualmente un ayuno de una semana. Como en estas clínicas consiste en tomar solo agua (True North) o unos pocos cientos de calorías diarios (Buchine, Charité), hasta ahora únicamente se ha practicado con pacientes ingresados y bajo control médico. En todo el mundo los médicos y los nutricionistas prescriben ayuno a sus pacientes, pero son pocos los que tienen una preparación adecuada, de modo que el ayuno puede ser peligroso.

Por tanto, era esencial idear una Dieta que Imita el Ayuno que:

1) proporcionase suficientes calorías, para ser más segura que el ayuno;
2) proporcionase una variedad de componentes, a fin de que agradara a la mayoría de las personas;
3) fuese al cien por cien de origen vegetal, basada en la Dieta de la Longevidad (véase el capítulo 4) y
4) fuese tan eficaz como el ayuno.

A partir de los estudios realizados con animales, el objetivo de la Dieta que Imita el Ayuno no eran solo determinadas enfermedades, sino el envejecimiento en sí mismo, promoviendo la longevidad sana mediante estos mecanismos esenciales: 1) inducir en las células la modalidad de protección antienvejecimiento; 2) incentivar la regeneración de las células reparando sus componentes dañados; 3) eliminar las células dañadas de muchos órganos y sistemas y sustituirlas por otras de nueva generación gracias a la activación de las células madre, y 4) promover un proceso que quemara la grasa abdominal y siguiera haciéndolo después de que la persona volviera a la alimentación normal, sin reducir la masa muscular.

Los resultados de nuestro estudio aleatorizado con cien pacientes que evaluaron esta Dieta que Imita el Ayuno durante cinco días al mes durante tres meses fueron impresionantes, e incluían todas las mejoras que se citan a continuación en sujetos con niveles más elevados de lo ideal de los factores en cuestión:

1) Pérdida de más de 3,6 kg, por lo general de grasa abdominal.
2) Aumento de la masa muscular en relación con el peso corporal.
3) Disminución de 12 mg/dl de glucosa en sujetos con valores altos de glucemia en ayunas, pero no en sujetos con valores bajos de glucemia en ayunas.
4) Disminución de 6 mmHg de la tensión arterial en sujetos con la tensión ligeramente alta, pero no en sujetos con la tensión baja.

5) Disminución de 20 mg/dl de colesterol.

6) En sujetos en riesgo, disminución de 60 ng/ml de IGF-1 (que tanto en nuestros estudios como en los de otros equipos se asocia a un mayor riesgo de tumor).

7) Disminución de 1,5 mg/dl y en la mayoría de los casos vuelta a niveles normales de la proteína C-reactiva, asociada a estados inflamatorios y factor de riesgo de enfermedades cardiovasculares.

8) Disminución de 25 mg/dl de los triglicéridos.

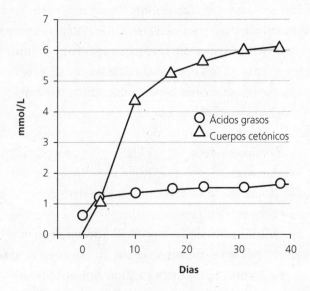

6.4. Grasas y cuerpos cetónicos en la sangre de pacientes sometidos a ayuno. Al cabo de varios días de ayuno, el cuerpo humano utiliza grasa en vez de glucosa para obtener energía.

Tres meses largos después del último ciclo de Dieta que Imita el Ayuno, los sujetos todavía presentaban un descenso significativo de la grasa corporal, del perímetro abdominal, de glucemia, IGF-1 y tensión arterial; de lo que se deduce que para sujetos relativamente sanos, con un nivel un poco elevado de uno, como máximo, de estos factores de riesgo, puede bastar con la práctica de esta dieta cada tres meses.

## Dieta que Imita el Ayuno: la curación «desde dentro»

Si consideramos que un hombre o una mujer de cuarenta y cinco años puede ser padre de un recién nacido cuyas células y sistemas se encuentran «en edad 0» y, por tanto, son casi perfectos, sabemos que el cuerpo contiene todas las informaciones que necesita para generar un nuevo conjunto de órganos y sistemas que funciona a la perfección, o casi. ¿Puede aplicarse un programa regenerativo parecido en un organismo adulto?

Soy parte interesada, ya que he descubierto sus efectos, pero la Dieta que Imita el Ayuno probablemente sea la mejor manera de empezar este programa de regeneración y autocuración, en principio sin efectos colaterales o con muy pocos. Los resultados de los ensayos clínicos con el grupo de control que acabo de mencionar, obtenidos en escasos tres meses y después de tres ciclos de Dieta que Imita el Ayuno de cinco días cada uno, concuerdan con los resultados obtenidos en ratones e indican que esta dieta actúa ante todo descomponiendo y regenerando el interior de las células y matando las dañadas. En efecto, como habíamos observado en los ratones, en la sangre de los pacientes sometidos a esta dieta se produce un aumento momentáneo de las células madre en circulación.

Por tanto, si las personas se alimentan con una dieta muy específica que engaña al organismo haciéndole creer que está ayunando, se obliga a la mayoría de las células a pasar a un estado de «pausa» mientras se destruyen los componentes innecesarios (proteínas, mitocondrias, etcétera) y otras células quedan eliminadas sin más. El resultado es que: primero, el organismo puede ahorrar energía, al tener menos células, pero también menos células activas, y segundo, las células reciben energía o pueden proporcionarla a otras células, destruyendo y utilizando sus mismos

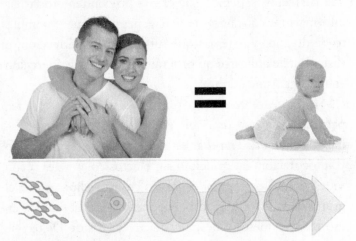

6.5. Un espermatozoide y el óvulo de una pareja de unos cuarenta años pueden crear un bebé perfecto.

componentes con un proceso llamado autofagia. Podría servir el símil de una vieja locomotora de vapor que quema leña y no tiene la suficiente para avanzar. Entonces el maquinista, para llegar a la siguiente estación, puede empezar a quemar los asientos de madera: los vagones se aligeran y se genera el vapor que permite seguir la marcha. Lo mismo que el tren puede reconstruirse al llegar a la estación, las células, los sistemas y los órganos que colapsan durante el ayuno se reconstruirán gracias a la activación de las células madre o progenitoras, que inducen la regeneración en cuanto la persona vuelve a alimentarse con normalidad.

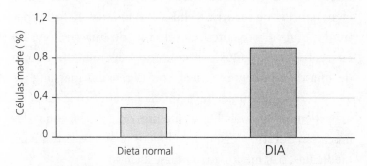

6.6. Células madre en la sangre de pacientes sometidos a la Dieta que Imita el Ayuno

## DIETA QUE IMITA EL AYUNO FRENTE A MEDICINAS Y TERAPIAS CON CÉLULAS MADRE

El error que cometen muchos partidarios de las medicinas alternativas es evitar a toda costa la medicina tradicional y las nuevas tecnologías. Por otro lado, el error de muchos científicos en su búsqueda de nuevas tecnologías, así como de numerosos médicos, es evitar a toda costa las alternativas y las terapias naturales. El resultado, a menudo, es una terapia o una medida preventiva eficaz solo parcialmente. En el capítulo 7 hablaré de la eficacia de combinar estrategias alimentarias con la terapia tradicional en la prevención y curación de tumores: en efecto, hemos demostrado que ambas cosas juntas pueden funcionar de un modo excelente en los pacientes con cáncer. Las medicinas y las terapias con células madre no deberían excluir el uso de la alimentación y otros procedimientos que incentivan la autocuración; habría que recurrir a ellas cuando estos métodos naturales son insuficientes. En el caso de una persona de cuarenta y cinco años con colesterol ligeramente alto, o de una de cincuenta y cinco con la tensión más alta de 135/85, o de una mujer cuya abuela ha muerto de cáncer a los ochenta y cinco, la Dieta que Imita el Ayuno, como demuestran nuestros resultados clínicos, puede sustituir a las medicinas, o al menos adelantarse a ellas.

Por ejemplo, las estatinas son fármacos que bajan el colesterol reduciendo la actividad de la enzima HMG-CoA reductasa y de las enzimas relacionadas. La capacidad de esta medicina de inhibir la síntesis del colesterol es el resultado de una serie de investigaciones muy sofisticadas que, partiendo de la identificación del gen del colesterol, desembocaron en la selección de fármacos que actúan sobre blancos específicos. Pero su planteamiento no es nada sofisticado, porque es una solución «parche» que no ataca el problema de raíz y se limita a reducir uno de los factores negativos generados por él. Una vez, hablando con un experto en colesterol, le pregunté: «¿Por qué el organismo de algunas personas produce mucho más colesterol del necesario? ¿Qué está tratando de hacer ese organismo?». Él me miró con una expresión entre molesta y sorprendida y contestó: «No lo sé; lo único que sé es que lo hace». La mayoría de las veces, si no todas, los organismos no desperdician recursos valiosos para fabricar moléculas que no necesitan. «Curar» a una persona con colesterol alto, por tanto, no consiste en inhibir su producción, sino en descubrir por qué el cuerpo genera demasiado y qué orden obedece el sistema al hacerlo. Limitarse a inhibir la producción de colesterol es como añadir más líquido refrigerante a un coche con el motor recalentado; está claro que ayuda, pero el problema del motor no se resuelve y llegará un momento en que se romperá por mucho que lo enfriemos. No es de extrañar, pues, que un examen de once estudios aleatorizados haya revelado que tomar estatinas no crea ninguna diferencia en el riesgo de muerte.[11] Lo mismo puede decirse de la mayoría de las medicinas para bajar el colesterol, el azúcar en sangre o la presión arterial: no resuelven el problema, tratan de detenerlo. A veces funcionan, salvan vidas o las alargan, pero muchas otras resuelven de manera parcial un problema y crean otro. Por eso, como ya he sub-

11. K. K. Ray, S. R. Seshasai, S. Erqou, P. Sever, J. W. Jukema, I, Ford y N., Sattar, «Statins and All-Cause Mortality in High Risk Primary Prevention: a Meta-Analysis of 11 Randomized Controlled Trials Involving 65.229 Participants», *Archives of Internal Medicine, 170, 2010.*

rayado, estoy convencido de que los biólogos y médicos deberían colaborar para formar equipos dotados de capacidades mucho más sofisticadas de resolución de los problemas que podrían tener un impacto inmediato en la salud de los pacientes. Nosotros colaboramos con médicos y usamos esta estrategia desde hace muchos años, y estamos convencidos de que en el futuro este será el planteamiento normal.

Sabemos que la mayoría de las personas de dieciocho años no tienen altos factores de riesgo de enfermedades, porque es el envejecimiento, unido a la mala alimentación, lo que daña muchos sistemas. A partir de los treinta y cuarenta, los daños debidos al envejecimiento pueden producir altos niveles de azúcares en la sangre, colesterol, estados inflamatorios, hipertensión, etcétera. En teoría, llegará el día en que seamos capaces de sustituir las células musculares que no responden bien a la insulina y que, por tanto, son cruciales en el desarrollo de la diabetes, por otras más jóvenes y funcionales que respondan bien a la insulina, mediante terapias que consistan en inyectar células madre o progenitoras en el paciente para generar nuevas células musculares. Pero es una operación difícil, porque primero hay que eliminar las células musculares existentes y luego recrear todas las condiciones —sumamente complejas— responsables de la construcción de ese músculo en el momento del nacimiento del organismo. La gran ventaja del planteamiento de la Dieta que Imita el Ayuno experimentada en nuestros ensayos clínicos frente a las curas farmacológicas y terapias con células madre es que implica una respuesta altamente coordinada. En la actualidad, la DIA probablemente sea el método más eficaz para abordar muchos de estos problemas relacionados con el envejecimiento y la mala alimentación, mediante una reparación o sustitución de las células que rejuvenece las propias células, los sistemas y los órganos.

Hace poco hemos descubierto que la Dieta que Imita el Ayuno puede alcanzar estos resultados sacando provecho de millones de años de evolución, pues activa un «programa de autocuración» similar al proceso de desarrollo que se produce en un recién nacido. Lo hemos demostrado en ratones, pero el hecho de que en respuesta a la Dieta que Imita el Ayuno sujetos humanos caracterizados por bajos niveles de tensión arterial, glucemia, colesterol e inflamación no hayan mostrado cambios dignos de mención en estos factores de riesgo, mientras que en sujetos con niveles altos en todos estos parámetros se han observado cambios muy considerables, indica la existencia de un rejuve-

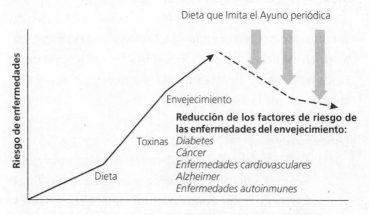

6.7. El efecto de rejuvenecimiento de la Dieta que Imita el Ayuno.

necimiento y la consiguiente «eliminación» del daño y el problema, distinta de la simple «inhibición» de la síntesis del colesterol o de la reducción de la glucemia que se consiguen tomando estatinas o medicinas contra la diabetes.

## La Dieta que Imita el Ayuno (DIA)

La que se expone a continuación es una versión simplificada de la Dieta que Imita el Ayuno evaluada en nuestro ensayo clínico realizado en el hospital Keck de la USC con más de cien pacientes. Su finalidad no es proporcionar recetas para que los pacientes puedan preparar y probar la dieta por su cuenta, sino dar información general a un médico o a un biólogo nutricionista especializado para que pueda ayudar al paciente a seguirla.

En cambio, la DIA evaluada clínicamente y comercializada por L-Nutra Italia es mucho más compleja, e incluye una formulación precisa con ingredientes que no suelen encontrarse en los comercios. La DIA evaluada clínicamente incluye muchas instrucciones sobre la dosificación específica de los ingredientes especiales con arreglo al peso de la persona que la adopta.

### Quién puede hacerla

1) La DIA debe hacerse siempre bajo la supervisión de un médico o de un biólogo nutricionista. Tanto L-Nutra Italia como la fundación Create Cures, que he fundado, y yo mismo estamos creando una

red de médicos y biólogos nutricionistas especializados en estas terapias integrativas. Su finalidad es maximizar el uso de la DIA minimizando los riesgos y costes.

2) Pueden seguirla todos los adultos sanos y de peso normal entre los dieciocho y los setenta años. Pero existen raras mutaciones genéticas que impiden los ayunos prolongados. Si se observan efectos colaterales además de un poco de debilidad/cansancio o dolor de cabeza, se aconseja consultar al médico o al nutricionista y consumir la cantidad mínima de zumo de fruta que elimine el problema.

3) En general la DIA se desaconseja a las personas con más de setenta años. Solo la pueden seguir si están sanas y tienen sobrepeso o están obesas, y en ausencia de una pérdida de peso de más del 5 % en los cinco años anteriores, pero se necesita la aprobación de un geriatra o de un médico especialista.

4) Pueden hacerla personas con determinadas enfermedades (véanse los capítulos siguientes), pero solo con la aprobación del médico especialista en dichas enfermedades y bajo la supervisión del biólogo nutricionista o del médico especializado en la DIA o en el ayuno terapéutico.

*Quién no puede hacerla*

1) Las mujeres embarazadas.

2) Las personas anoréxicas o con bajo peso o con niveles de masa muscular muy bajos.

3) Las personas de más de setenta años o las personas frágiles/débiles de cualquier edad.

4) Los enfermos sin la aprobación del doctor que los trata o del médico o biólogo nutricionista especializado en la DIA. En los casos de enfermedades graves o relativamente graves (cáncer, diabetes, dolencias cardiovasculares, autoinmunes, neurodegenerativas, etcétera) es importante involucrar tanto al médico especialista como al médico o biólogo nutricionista especializado en la DIA o en el ayuno terapéutico.

5) En el caso de las personas que toman fármacos, tiene que autorizarla el médico que las trata o el médico o biólogo nutricionista especializado en la DIA. En general, la solución ideal, si el médico lo considera oportuno o no problemático, es suspender la toma de fármacos durante los cinco días de DIA.

6) La DIA nunca puede combinarse con insulina o fármacos que reducen los niveles de azúcares, porque esta combinación es potencialmente letal. Incluso tras haber terminado la DIA, el paciente podría ser demasiado sensible a la insulina y alcanzar niveles demasiado bajos de glucosa en la sangre. Por tanto, en el caso de los pacientes diabéticos es necesario involucrar desde el principio tanto al diabetólogo como al experto en DIA o en ayuno terapéutico.

7) En el caso de personas con la tensión arterial baja o que toman medicinas para la hipertensión tiene que aprobarla un médico especialista.

8) Las personas con mutaciones raras que inhiben la capacidad del organismo de producir glucosa a partir del glicerol o los aminoácidos (gluconeogénesis).

9) Los deportistas durante el período de entrenamiento o competición. Un gran esfuerzo muscular requiere niveles de glucosa que no están disponibles en la sangre durante la DIA. Corren el riesgo de desvanecimiento.

10) No combinar la DIA con duchas muy calientes y prolongadas, sobre todo en período estival o cálido. Se corre el riesgo de desvanecimiento.

11) No combinar la DIA con deportes y ejercicio físico más intenso que la caminata veloz. Se corre el riesgo de desvanecimiento.

12) No combinar la DIA con la natación.

*Cuándo no debe hacerse*

La decisión recae en el médico o el biólogo nutricionista.

Estas son las directrices para ellos:

1) Una vez al mes en el caso de personas con sobrepeso u obesas con al menos dos factores de riesgo de diabetes, cáncer, enfermedades cardiovasculares o neurodegenerativas.

2) Una vez cada dos meses en el caso de personas con peso normal y al menos dos factores de riesgo de diabetes, cáncer, enfermedades cardiovasculares o neurodegenerativas.

3) Una vez cada tres meses en el caso de personas con

peso normal y al menos un factor de riesgo de diabetes, cáncer, enfermedades cardiovasculares o neurodegenerativas.

4) Una vez cada cuatro meses en el caso de personas
sanas con alimentación normal y que practican poca
actividad deportiva.

5) Una vez cada seis meses en el caso de personas sanas
con alimentación correcta (véase el capítulo 4) y que
practican regularmente actividad deportiva.

*¿Cuándo se aconseja empezar?*

Muchas personas deciden empezarla el domingo por la
noche para terminarla el viernes por la noche. Esta decisión tiene una motivación puramente social, que permite
a las personas volver a la dieta de transición el viernes
por la noche y a la alimentación normal el sábado por la
noche.

*Preparación*

Por lo menos en la semana anterior a la DIA es recomen-
dable que la alimentación sea completa, con 0,8 gramos
diarios de proteínas por kilo de peso corporal, preferiblemente de vegetales y pescado, suplementos multivitamínicos completos y de omega-3, tomados al menos dos veces
diarias durante los siete días, omega-3, etcétera (véase el
capítulo 4).

Mostrar estas indicaciones al nutricionista.

## La DIA

**Día 1:** 1.100 calorías.

- 500 calorías en carbohidratos complejos (verdura como brécoles, tomates, zanahorias, calabaza, setas, etcétera);
- 500 calorías en grasas sanas (nueces, almendras, avellanas, aceite de oliva). Un suplemento multivitamínico/mineral;
- 1 suplemento de omega-3/6;
- té sin azúcar (hasta tres o cuatro tazas diarias);
- 25 gramos de proteínas de origen vegetal contenidas sobre todo en la fruta de cáscara;
- agua cuanta se quiera.

Estos ingredientes se reparten entre el desayuno, la comida y la cena, o pueden consumirse en dos comidas y una merienda.

**Días 2-5:** 800 calorías.

- 400 calorías en carbohidratos complejos (verdura como brécoles, tomates, zanahorias, calabaza, setas, etcétera); 400 calorías en grasas sanas (nueces, almendras, avellanas, aceite de oliva). Un suplemento multivitamínico/mineral;
- 1 suplemento de omega-3/6;
- té sin azúcar;
- agua cuanta se quiera.

Estos ingredientes se reparten entre el desayuno, el almuerzo y la cena, o se pueden consumir en dos comidas y una merienda.

**Después de la DIA: Dieta de transición**

**Después de la DIA (día 6):** Durante 24 horas después de los cinco días de DIA hay que adoptar una dieta a base de carbohidratos complejos (verdura, cereales, pasta, pan, fruta, zumos de fruta, nueces, almendras, etcétera) y minimizar el consumo de pescado, carne, grasas saturadas, dulces, queso, leche, etcétera.

*Advertencias*

1) No conducir o hacerlo con mucha cautela hasta no estar seguros de que la DIA no afecta a la seguridad al volante.
2) Es aconsejable someterse a la DIA en presencia de otra persona.

*Qué cabe esperar: Efectos colaterales*

1) Algunas personas acusan una sensación de debilidad durante algunos días de la DIA, mientras que otras afirman que tienen más energía.
2) En general, durante algunos días de la DIA, la mayoría de las personas sienten un dolor de cabeza leve o

normal. Este efecto se reduce mucho en el segundo o el tercer ciclo de la DIA.[12]

3) En general, la mayoría de las personas tienen hambre durante los primeros dos o tres días de la DIA. Este efecto se reduce mucho durante el segundo o el tercer ciclo de la DIA.

4) Durante la DIA algunas personas sienten un ligero dolor de espalda, que desaparece cuando vuelven a la dieta normal.

*Qué cabe esperar: Efectos positivos*

Además de los efectos regenerativos, la reducción de la grasa abdominal y la reducción de los factores de riesgo de varias enfermedades (como se explica antes en este capítulo), muchas personas observan los siguientes efectos mientras siguen la DIA o después:

1) Una piel más lustrosa, que muchos definen como «más joven».

2) Menos somnolencia y mayor energía, sobre todo por la tarde (aunque algunos experimentan lo contrario).

3) Más lucidez mental.

---

12. El dolor de cabeza es una respuesta normal en aquellos que no han hecho nunca o pocas veces ayuno. En algunos casos puede deberse a la reducción del café/la cafeína. Una de las funciones de la Dieta que Imita el Ayuno es ayudar a las personas a reducir las dependencias, entre ellas las de la cafeína y los dulces.

4) La capacidad de evitar excesos cuando han vuelto a la alimentación normal. Por ejemplo, se reduce el consumo de azúcares, de calorías, y hay menos inclinación a excederse con el café, el alcohol, los dulces, etcétera.

# 7

# Alimentación y Dieta que Imita el Ayuno en la prevención y terapia de tumores[1]

Quiero dar las gracias, por la lectura y los consejos referentes a este capítulo, al profesor Alessio Nencioni, especialista en Medicina Interna Oncológica del hospital San Martino, Universidad de Génova, y al profesor Alessandro Laviano, del Departamento de Medicina Clínica de la Universidad La Sapienza de Roma.

## EL ESCUDO MÁGICO

Mi formación en la UCLA y mis investigaciones en la USC siempre fueron de tipo «traslacional», es decir, estuvieron siempre enfocadas a las aplicaciones médicas de los descubrimientos, a la mejora de nuestra salud y nuestro bienestar. Pero hasta 2003 mi equipo de investigación de la USC se centró sobre todo en el estudio de la genética del enve-

---

1. Los contenidos de este capítulo no deben utilizarse para hacer autodiagnósticos ni como terapias para enfermedades, pero pueden mostrarse a un médico especialista para que las considere con vistas al tratamiento de una patología.

jecimiento en organismos simples y en la enfermedad de
Alzheimer en las células y los ratones. Después de la experiencia en el Children's Hospital de Los Ángeles con niños
enfermos de cáncer, y gracias a la subvención del National
Institute of Health estadounidense y de entidades priva-
das, empecé a dedicar gran parte de la actividad de mis
laboratorios a la investigación oncológica. A pesar de que
ya se sabía bastante bien cómo funcionan las alteraciones
genéticas y celulares de las células tumorales y cómo podían protegerse las células sanas, estos conocimientos, a mi
juicio, no conllevaban resultados igual de claros.

Nuestro primer estudio con ratones en el ámbito de la
investigación oncológica, que ya he mencionado, se basaba
en ensayos realizados con microorganismos. Junto con la
brillante investigadora florentina Paola Fabrizio, habíamos
publicado una serie de trabajos importantes en que usába-
mos la levadura para identificar los genes que aceleran el
envejecimiento. Por su parte, otro destacado investigador
italiano que había venido a mi laboratorio, Mario Mirisola,
me ayudó a demostrar la conexión entre estos genes y ciertos
nutrientes, como los aminoácidos y azúcares; por último,
una tercera investigadora italiana de mi laboratorio, Fede-
rica Madia, había contribuido a demostrar con una serie de
excelentes publicaciones cómo controlaban estos genes la
protección del ADN. Ya en el estudio realizado con Paola,
había observado que dichos genes eran los mismos que
desempeñaban una función central en el cáncer: los oncógenos. Cuando los genes experimentan determinadas mutaciones (un cambio en la secuencia del ADN), se vuelven

«oncógenos», es decir, permiten que las células tumorales sigan creciendo aunque falten señales exteriores que las lleven a hacerlo. Paola y yo habíamos descubierto que los oncógenos también convierten a las células de la levadura en más frágiles: más sensibles al envejecimiento, pero también a la acción lesiva de las toxinas. Además, los oncógenos confieren a las células una característica que, desde nuestro punto de vista, es fundamental: la capacidad de desobedecer la orden de dejar de crecer.

No recuerdo exactamente cuándo se me ocurrió, pero un día llamé a una de mis colegas, una famosa experta en envejecimiento, y le dije: «Creo que he encontrado un modo de distinguir todas las células tumorales de las sanas». Y en referencia a una conocida metáfora de la investigación oncológica, la del «proyectil mágico» que todos andan buscando para apuntar únicamente a las células tumorales y destruirlas, añadí: «No es un proyectil mágico, es un escudo mágico».

El comentario de mi colega fue: «¡Ah, sí, muy interesante!», pero probablemente no tenía la más remota idea de lo que yo había tratado de decirle. Lo que estaba proponiéndole y que luego llamaría «resistencia diferencial al estrés» se basaba en la idea de que, si dejamos de alimentar un organismo retirándole las proteínas y los azúcares, entrará en una modalidad de «alta protección» (el «escudo»), mientras que las células tumorales no obedecerán la orden de dejar de crecer y, por tanto, no entrarán en la modalidad de alta protección.

Imaginemos una escena bélica con soldados romanos y

cartagineses en plena batalla. Todos llevan el mismo uniforme, pero hablan dos idiomas distintos. Lo que han hecho y siguen haciendo la mayoría de las terapias oncológicas es buscar un proyectil mágico, que en nuestro caso sería la «flecha mágica» capaz de matar a los cartagineses sin matar a los romanos, o al revés: una tarea sumamente difícil, porque los soldados se parecen y un arquero lejano acabará matando tanto a los romanos como a los cartagineses.

Pero los romanos y los cartagineses, como decíamos, hablan dos idiomas distintos. Los arqueros romanos, antes de lanzar sus flechas, podrían lanzar un grito en latín para ordenar a los soldados romanos que se arrodillen y protejan con el escudo. Como solo los romanos hablan latín, únicamente ellos se arrodillarán protegiéndose bajo sus escudos, mientras que los cartagineses seguirán de pie y serán blanco fácil de las flechas.

Los romanos son las células sanas y los cartagineses, las tumorales; los arqueros son los oncólogos y las flechas, la quimioterapia o, en general, las terapias antitumorales.

Si a un paciente de cáncer se le quita la alimentación y se le inyectan quimioterápicos, las células sanas responderán a la orden impartida por el ayuno («¡Entra en modalidad de protección!») y formarán el escudo, mientras que las células tumorales desobedecerán y serán vulnerables. Esta estrategia podría eliminar todas las células tumorales, minimizando los daños en las sanas.

Cuando empecé a proponer a los oncólogos que hicieran pasar hambre a sus pacientes, les pareció una pésima idea. Durante la terapia oncológica los pacientes suelen perder mucho peso y los médicos les piden que coman más. A fin de obtener el permiso para empezar a experimentar con pacientes, primero tenía que lograr resultados muy convincentes con ratones, y pedí tanto al investigador de mi laboratorio de Los Ángeles, Changhan Lee, como a mi amiga y colega Lizzia Raffaghello, que se había trasladado de Los Ángeles al hospital pediátrico Gaslini de Génova, que hicieran un sencillo experimento: someter a los ratones a un ayuno con agua sola durante dos o tres días antes de administrarles varios ciclos de quimioterapia.

Cuando varios colegas se enteraron de este experimento pensaron que era una idea ridícula. ¿Cómo podía el ayuno fortalecer las células en vez de debilitarlas? Los resultados superaron todas nuestras expectativas, pues casi todos los ratones sometidos a ayuno durante la quimioterapia habían sobrevivido y se movían como los que estaban totalmente sanos, mientras que los ratones alimentados con normalidad estaban muy mal y se movían poco; en las semanas siguientes el 65 % de ellos murieron. Ya teníamos la demostración de que este efecto, con muchos de los quimioterápicos, se basaba en la capacidad del ayuno de provocar la «resistencia diferencial al estrés» antes mencionada, o la protección contra muchos tipos de toxinas, no solo contra algunas. Nos dábamos cuenta de que este descubrimiento tenía un gran potencial en el terreno clínico, pero que no sería fácil llevarlo a la práctica.

## A LOS DEFENSORES DE LOS DERECHOS DE LOS ANIMALES

De vez en cuando los defensores de los derechos de los animales se ponen en contacto conmigo y me preguntan si la experimentación con animales es necesaria. Respondo que primero tratamos de hacer las investigaciones usando el mayor número posible de células y microorganismos, pero para llegar a experimentar algo en el hombre no tenemos más remedio que realizarlo antes con ratones.

En lo que respecta al ayuno, lo mismo que las personas, los ratones se someten a él pocos días, y salen beneficiados, porque si ayunan viven más y enferman menos. Pero, cuando les administramos fármacos quimioterápicos, no cabe duda de que sufren; soy el primero en pensar que lo que hacemos no está bien, pero no tenemos alternativa. Hace algunos años, a una activista que me había escrito criticándome por mis ensayos con animales, le contesté que estaba de acuerdo con ella, pero le formulé esta pregunta: «Si su hermano o su padre estuviera muriéndose y los médicos le dijeran que el único tratamiento que podría salvarle la vida tenía que probarse primero con ratones, ¿consentiría la experimentación o lo dejaría morir?». Añadí que tratamos de limitar los ensayos con ratones a lo estrictamente necesario para poder pasar a la experimentación clínica con personas, y que solo nos ocupamos de enfermedades en estado avanzado, mortales o devastadoras para los pacientes. Me contestó que no sabría qué decir y que lo había entendido.

Aunque sé que muchos activistas seguirán sin estar de acuerdo, les pido que respondan sinceramente a esa pre-

PREVENCIÓN Y TERAPIA DE TUMORES

gunta y tengan en cuenta las consecuencias de sus acciones. Si queremos impedir los ensayos con animales, incluidos los necesarios en la investigación de enfermedades mortales, no podríamos usar ni siquiera medicinas como la aspirina o los antibióticos y deberíamos pedir a nuestro familiares que tampoco las tomaran. Insisto: soy partidario de que los ensayos con animales que causan sufrimiento se limiten a lo estrictamente necesario, como pasos previos a los ensayos clínicos con personas, y de que tengan por objeto enfermedades en estado avanzado y graves. Mientras no haya una alternativa mejor, no podemos hacer otra cosa.

## LA TERAPIA CONTRA EL CÁNCER (EN RATONES)

En 1812 Napoleón decidió invadir Rusia con un ejército de más de 450.000 soldados. Cuando las tropas avanzaban sobre Moscú, los rusos, en vez de enfrentarse a él, se retiraban, incendiando los pueblos antes de que llegase el enemigo.

El emperador estaba sorprendido y confundido. La estrategia de los rusos consistía, claramente, en debilitar al ejército francés con las armas del hambre y del frío. La guerra había empezado en junio y los rusos, con sus continuas retiradas e incendios, consiguieron que se prolongara hasta diciembre. Cuando llegó el invierno, los rusos atacaron y vencieron a los franceses, debilitados por el hambre y el frío. Al final de la contienda, las bajas del ejército napoleónico ascendían a 400.000 soldados.

Las células tumorales son como el ejército napoleónico,

pues siguen marchando aunque para sobrevivir sería mejor que se detuvieran y concentraran sus energías en la defensa. A fin de sobrevivir necesitan alimentarse bien, y la recomendación que suele hacerse a los pacientes oncológicos es que coman, en algunos casos más de lo normal. A nivel intuitivo tiene sentido, como lo tenía para los franceses en el verano de 1812 seguir avanzando sobre Moscú y gastar los víveres, aunque sus reservas fueran limitadas. Pero de este modo las agotaron, y durante el invierno estaban demasiado débiles para repeler el ataque ruso, justo lo que les ocurre a las células del cáncer sometidas a ayuno: siguen tratando de nutrirse, pero con ello se debilitan y los nutrientes disponibles ya no les bastan para seguir vivas. Antes he explicado que cuando un ratón o un ser humano no come por un tiempo los niveles de glucemia y de muchos otros nutrientes bajan, provocando una reacción de las células sanas, que reducen o interrumpen su crecimiento y su actividad (el metabolismo), a la vez que refuerzan sus defensas. A diferencia de las células sanas, las células tumorales desobedecen y siguen creciendo, aunque ya no se den condiciones para ello.

De todas formas, para vencer a Napoleón no bastó con que los franceses pasaran hambre, hizo falta el ataque final de los rusos; del mismo modo, una vez que el ayuno ha debilitado las células del cáncer, el ataque de la quimioterapia es esencial.

Cuando se me ocurrió la idea del escudo mágico como consecuencia del ayuno también tenía en mente una de las enseñanzas fundamentales de la biología de la evolución: la mayoría de las mutaciones son deletéreas, pero solo se producen en ambientes muy concretos. Esto significa que las mutaciones en la secuencia del ADN, muy abundantes en las células tumorales, aumentan su capacidad de crecer, pero dificultan mucho su supervivencia cuando se ven expuestas a condiciones difíciles y complejas, como las que crea la combinación de falta de alimento y quimioterapia. Por tanto, la mejor estrategia es la que aplicó magistralmente el ejército ruso: dejar de alimentar durante el mayor tiempo posible a las células tumorales que, desobedeciendo, continúan su avance, para debilitarlas y darles la puntilla con la quimioterapia.

¿Puede ponerse en práctica esta teoría? Nuestros estudios y los de otros investigadores demuestran que el ayuno, además de proteger las células sanas, hace que la quimioterapia sea mucho más tóxica para el melanoma, el cáncer de mama, el de próstata, el de pulmón, el colorrectal, el neuroblastoma y otros tipos de tumores. En muchos casos el mero ayuno o seguir una Dieta que Imita el Ayuno ha sido tan eficaz como la quimioterapia, pero, lo mismo que cuando se recurre únicamente a la segunda, no ha curado el cáncer, cosa que en cambio se consigue a menudo combinando ayuno y quimioterapia. En otras palabras, con frecuencia la combinación de ayuno y quimioterapia en ratones los cura por completo, aunque haya habido metástasis y el cáncer se haya extendido a varios órganos. No todos los ratones se curan, pero tanto mi equipo como otros hemos registrado porcentajes de curación entre el 20 y el 60 % con varios tipos de tumor, un resultado notable, aunque por ahora solo obtenido en ratones.

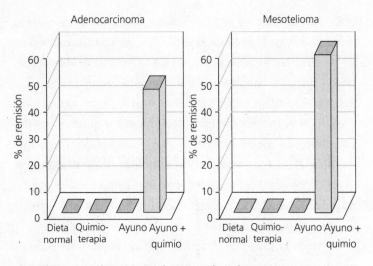

7.1. Porcentaje de remisión de tumor de pulmón en ratones sometidos a Dieta que Imita el Ayuno con o sin quimioterapia.

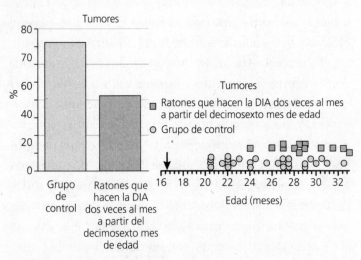

7.2. Ciclos de Dieta que Imita el Ayuno reducen y retrasan el cáncer.

En un nuevo estudio que acabamos de publicar, donde participó otro de los alumnos italianos de mi laboratorio, Stefano Di Biase, demostramos que la Dieta que Imita el Ayuno puede producir efectos parecidos a los de la inmuno-terapia, que hoy día se considera una de las terapias más prometedoras, basada en la estimulación del sistema inmunitario para atacar de un modo certero las células del cáncer. La DIA, por un lado, retira el escudo que protege del sistema inmunitario a las células del cáncer de mama y del melanoma y, por el otro, estimula el rejuvenecimiento de dicho sistema inmunitario, que se vuelve más agresivo con el tumor.

## Ayuno y Dieta que Imita el Ayuno en la terapia oncológica aplicada al hombre

Tras la publicación de nuestro primer estudio, que describía los poderosos efectos del ayuno en ratones sometidos a quimioterapia, en 2008 la prensa y la televisión se hicieron eco de la noticia del «escudo mágico» y de su potencial en casos de pacientes oncológicos. Una de los que habían leído dicho artículo era Nora Quinn, jueza de Los Ángeles, a quien habían diagnosticado cáncer de mama y que estaba pendiente de someterse a quimioterapia. Recuerdo que una amiga suya me llamó por teléfono y me dijo: «Mi amiga Nora ha leído su artículo y está ayunando desde hace ocho días». «¡Ocho días! —exclamé—. ¡Qué burrada, dígale a su amiga que vuelva a comer inmediatamente!»

Igual que Nora, en cuanto empezó a correrse la voz muchos pacientes decidieron hacer las cosas por su cuenta, poniendo en práctica versiones personales y peligrosas del ayuno cuyos buenos resultados habíamos publicado. Por suerte, Nora se recuperó muy bien, siguió sometiéndose a períodos de ayuno más cortos combinados con la quimioterapia y al final se curó completamente del cáncer, sin efectos colaterales. Varios años después tuve el placer de volver a verla en el excelente documental dedicado al ayuno y las enfermedades, realizado por Sylvie Gilman y Thierry de Lestrade para el canal de televisión francoalemán ARTE.

Otra bonita historia es la de Jean-Jacques Trochon, piloto de Air France, que se puso en contacto conmigo varios años después de que le diagnosticaran un tumor en el riñón. El tumor se había extendido, con varias metástasis en los pulmones. Como en el caso de Nora Quinn, Jean-Jacques se enteró de nuestras investigaciones y me llamó, pidiéndome consejo. Bajo la supervisión de su oncólogo, siguió mis instrucciones al detalle. Dos años después, sorprendentemente, le anunciaron que no había rastro del tumor y que podía volver a volar. Estamos tratando de ajustar las fechas para que sea él quien me lleve a Estados Unidos cuando vuelva a viajar a ese país.

Por supuesto, estas anécdotas no significan que la combinación de terapia antitumoral y la DIA pueda curar fácilmente una serie de tumores, sino que tiene la capacidad de aumentar, a veces mucho, la eficacia de las terapias, y en algunos casos puede curar a ratones y pacientes con tumores.

No habría contado nada de esto si los asombrosos resultados en ratones, hoy confirmados por muchos laboratorios, no se hubieran observado también en los primeros ensayos clínicos y las primeras investigaciones con humanos, ya publicados o de próxima publicación. En 2008, después de dar a conocer nuestro estudio sobre la combinación de ayuno y quimioterapia en ratones, llamé a Fernando Safdie, un médico que trabajaba conmigo como investigador en espera de empezar el internado en Cirugía, y le dije: «En vista de la cantidad de correos electrónicos que hemos recibido, es probable que en estos momentos haya miles de pacientes combinando ayuno con quimioterapia. Tenemos que ponernos en contacto con algunos y con los oncólogos que los tratan, para saber cómo responden al tratamiento».

Al principio los oncólogos no nos tomaron muy en serio. Durante mi primera presentación de los resultados del estudio con ratones a un grupo de especialistas en cáncer de próstata, en Los Ángeles, me dio la impresión de que consideraban el ayuno como una especie de alternativa a la comida durante la quimio. Recuerdo que una de ellos me presentó a los demás diciendo: «Este es el doctor Longo, un *lab guy*», definición que me relegaba expeditivamente al mundo de la investigación de laboratorio, excluyéndome de la investigación clínica. Pero Fernando y yo habíamos comparado los efectos del ayuno con los de los fármacos quimioterápicos convencionales y sabíamos que el primero era tan eficaz como los segundos, y que juntos podían crear sinergia y, por tanto, curar, al menos a los ratones.

De modo que empezamos a llamar a todos los médicos que trataban a los pacientes que se habían puesto en contacto con nosotros. Algunos ni siquiera respondieron, pero no cejamos, es más, a veces nos presentamos directamente en los hospitales y pedimos el historial clínico de los pacientes. Al final logramos reunir datos de diez pacientes y publicarlos para que todos los oncólogos pudiesen tomar en consideración el tipo de tratamiento que proponíamos para los enfermos que no podían esperar a que se publicaran los resultados de los ensayos clínicos. Los pacientes en cuestión eran siete mujeres y tres hombres de edades comprendidas entre los cuarenta y cuatro y setenta y ocho años, con distintos tipos de tumores que se hallaban en distintas etapas. Esta es la lista de aquellos primeros diez pacientes con sus datos personales y el tipo y la etapa del tumor:

|  | Sexo | Edad | Neoplasia primaria | Etapa en el momento del diagnóstico |
|---|---|---|---|---|
| Caso 1 | mujer | 51 | mama | IIA |
| Caso 2 | hombre | 68 | esófago | IVB |
| Caso 3 | hombre | 74 | próstata | II |
| Caso 4 | mujer | 61 | pulmón* | IV |
| Caso 5 | mujer | 74 | útero | IV |
| Caso 6 | mujer | 44 | ovario | IA |
| Caso 7 | hombre | 66 | próstata | IV/DI |
| Caso 8 | mujer | 51 | mama | IIA |
| Caso 9 | mujer | 48 | mama | IIA |
| Caso 10 | mujer | 78 | mama | IIA |

* Carcinoma pulmonar no microcítico

7.3. Datos personales y clínicos de diez pacientes analizados en el estudio sobre la relación entre ayuno y quimioterapia.

Estos pacientes practicaron el ayuno antes (48-140 horas) y después (5-56 horas) de la quimioterapia. Ninguno de ellos, sometido a un promedio de cuatro ciclos de varios fármacos quimioterápicos en combinación con el ayuno, presentó efectos colaterales significativos relacionados con el ayuno, si se exceptúa la sensación de hambre y el mareo. Los seis de ellos que se sometieron a quimioterapia con o sin ayuno contaron que cuando ayunaban se sentían menos cansados, menos débiles, y acusaron menos

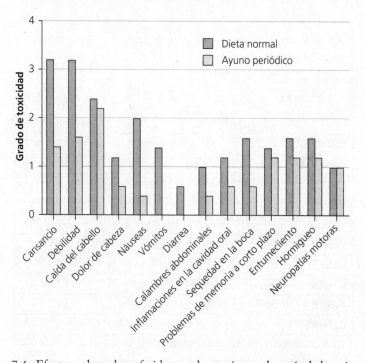

7.4. Efectos colaterales referidos por los pacientes después de la quimioterapia con o sin ayuno periódico.

efectos colaterales de tipo gastrointestinal. En los pacientes para quienes fue imposible detener la progresión del cáncer, no parece que el ayuno obstaculizara los efectos de la quimioterapia (reducción del volumen del tumor y descenso de los niveles de marcadores tumorales). Obviamente, la única finalidad de este estudio era empezar a reunir datos sobre la respuesta de los pacientes a la combinación de ayuno y quimioterapia. Después se han llevado a cabo estudios clínicos que cumplen con las formalidades de rigor.

ENSAYOS CLÍNICOS

En colaboración con los oncólogos Tanya Dorff y David Quinn del Norris Cancer Center de la USC, uno de los mayores institutos de estudio y terapia del cáncer de Estados Unidos, hace poco terminamos un ensayo clínico con 18 pacientes que ayunaron durante 24, 48 o 72 horas; en este caso, fue un ayuno solo con agua. En el esquema siguiente se muestran los resultados del tratamiento de estos pacientes con quimioterápicos a base de platino: teniendo en cuenta un amplio abanico de efectos colaterales, se aprecian claramente los efectos protectores del ayuno de 72 horas comparado con el de 24 horas.

Asimismo, la Universidad de Leiden ha publicado un breve ensayo con 13 pacientes que compara los efectos colaterales de la quimioterapia con los efectos de un ayuno de dos días solo con agua. También en este caso se aprecia

| Toxicidad | | 24 horas # ( % ) N = 6 | 48 horas # ( % ) N = 7 | 72 horas # ( % ) N = 7 |
|---|---|---|---|---|
| **Estado general** | | | | |
| Cansancio | Grado 1 o 2 | 6 (100 %) | 5 (71 %) | 6 (86 %) |
| Alopecia | Grado 1 | 6 (100 %) | 5 (71 %) | 7 (100 %) |
| **Gastrointestinales** | | | | |
| Náusea | Grado 1 o 2 | 6 (100 %) | 6 (86 %) | 3 (43 %) |
| Vómitos | Grado 1 o 2 | 5 (83 %) | 3 (43 %) | 0 |
| Estreñimiento | Grado 1 o 2 | 3 (50 %) | 2 (28 %) | 3 (43 %) |
| Diarrea | Grado 1 o 2 | 2 (33 %) | 0 | 4 (57 %) |
| **Hematológicos** | | | | |
| Neutropenia | Grado 1 o 2 | 1 (17 %) | 3 (43 %) | 1 (14 %) |
| | Grado 3 o 4 | 4 (67 %) | 1 (14 %) | 2 (29 %) |
| Trombocitopenia | Grado 1 o 2 | 4 (67 %) | 1 (14 %) | 1 (14 %) |
| **Laboratorio/ Metabólicos** | | | | |
| Hiponatremia | Grado 1 Grado 3 | 1 (17 %) 1 (17 %) | 1 (14 %) 0 | 1 (14 %) 0 |
| Hipocalemia | Grado 1 | 1 (17 %) | 2 (28 %) | 0 |
| Hiperglucemia | Grado 1 o 2 | 4 (67 %) | 1 (14 %) | 0 |
| AST/ALT elevado | Grado 1 | 4 (67 %) | 0 | 3 (43 %) |
| **Neurológicos** | | | | |
| Neuropatía periférica | Grado 1 | 3 (50 %) | 1 (14 %) | 1 (14 %) |
| Mareos | Grado 1 o 2 | 1 (17 %) | 5 (71 %) | 2 (29 %) |

7.5. Efectos protectores del ayuno de 72 horas frente al de 24 con respecto a los efectos colaterales de los quimioterápicos a base de platino, administrados a pacientes con cáncer de mama, ovarios, útero y pulmón.

el efecto protector en el grupo que ha ayunado comparado con el grupo de control.[2]

Por último, el ensayo con la muestra más numerosa de pacientes se ha realizado en el hospital universitario Charité de Berlín, uno de los mayores de Europa, que ha probado el efecto de una Dieta que Imita el Ayuno con bajo contenido de calorías sobre los efectos colaterales de la quimioterapia en 34 mujeres con tumor de mama u ovario. A todas se les administró quimioterapia, con o sin ayuno. Cuando las pacientes hacían también la Dieta que Imita el Ayuno se apreciaba una reducción importante de los efectos colaterales de la quimioterapia. Este estudio aún no se ha publicado.

Actualmente están en curso ensayos clínicos aleatorizados para evaluar con más de trescientos pacientes la eficacia de una Dieta Imitadora del Ayuno de cuatro días ideada en mi laboratorio. Los centros movilizados en este frente son el Norris Cancer Center de la USC, la clínica Mayo, el Centro Médico Universitario de Leiden y el hospital San Martino de la Universidad de Génova. Otros diez hospitales de Europa y Estados Unidos se han comprometido a iniciar ensayos químicos en cuanto dispongan de fondos.

2. S. De Groot *et al.*, «The Effects of Short-Term Fasting on Tolerance to (neo) Adjuvant Chemotherapy in HER2-Negative Breast Cancer Patients: a Randomized Pilot Study», *BMC Cancer*, octubre de 2015.

## Dieta que Imita el Ayuno y terapia oncológica. Directrices para los oncólogos y los pacientes oncológicos

Amplias investigaciones realizadas por no menos de seis laboratorios independientes han demostrado la eficacia del ayuno o de las dietas que imitan el ayuno en la protección contra los efectos colaterales causados por un amplio espectro de fármacos quimioterápicos.

Otras investigaciones con animales han probado la eficacia de la Dieta que Imita el Ayuno a la hora de reforzar las terapias habituales del cáncer de mama, de próstata, de páncreas, de pulmón, colorrectal, neuroblastoma, glioma, mesotelioma, melanoma, etcétera.

Tres experimentaciones completas y un estudio descriptivo con un total de 75 pacientes han puesto de relieve la eficacia del ayuno y de la Dieta que Imita el Ayuno en la protección de los pacientes contra los múltiples efectos colaterales de la quimioterapia.

Varios ensayos químicos que se están llevando a cabo en los más importantes centros de investigación sobre el cáncer aportan nuevas pruebas del efecto protector del ayuno y la Dieta Imitadora del Ayuno durante la quimioterapia, y preparan un producto que los oncólogos puedan recomendar.

En espera de que este producto, actualmente en fase de estudio, esté listo y sea accesible a todos, mis recomendaciones a los oncólogos y los pacientes oncológicos son estas:

Si el oncólogo está de acuerdo, el paciente puede ayunar o seguir una Dieta que Imita el Ayuno de tres días antes de la quimioterapia y de un día después de ella. Esta recomendación puede variar con arreglo al tipo de quimioterapia administrada y al intervalo entre sus ciclos. Los pacientes no deberían volver a comer (o a reanudar la alimentación normal) hasta que el fármaco quimioterápico esté por debajo de los niveles de toxicidad en la sangre (por lo general 24-48 horas después de la administración). En tratamientos que duran hasta tres días, los pacientes pueden seguir una Dieta que Imita el Ayuno un día antes, tres días durante y un día después de la quimioterapia (cinco días en total). Los períodos de tratamiento más largos dificultan el ayuno, pero, previa aprobación del oncólogo, se pueden combinar con una Dieta que Imita el Ayuno más calórica.

Aunque pocas veces se han observado efectos colaterales negativos derivados del ayuno (aumento de los marcadores de toxicidad hepática en un paciente al que se administraba un cóctel quimioterápico), hay que tener en cuenta los posibles riesgos que conlleva. Por ejemplo, una reanudación prematura de la alimentación inmediatamente después de la quimioterapia podría provocar daños hepáticos por la combinación de los fármacos hepatotóxicos con la proliferación de las células hepáticas causada por el ayuno. Por eso es importante dejar que pasen al menos 24 horas desde la administración de la quimioterapia. Además, varios pacientes se han desvanecido al ducharse con agua caliente por un bajón de la tensión arterial y la glucemia.

Durante el período de ayuno el paciente no debería conducir ni manejar máquinas, o, si lo hace, que sea en presencia de otras personas. La mayoría son capaces de conducir mientras ayunan, pero, dado que para algunos es un problema, lo mejor es evitarlo por precaución.

Transcurridas 24 horas desde la quimioterapia el paciente debería comer solo arroz, pasta o una fuente parecida de carbohidratos, sopas de verdura y zumos de fruta durante otras 24 horas. Luego podrá reanudar su alimentación habitual, prestando especial atención a los nutrientes (vitaminas, minerales, proteínas, ácidos grasos esenciales, etcétera). También debería tratar de volver a un peso corporal normal antes de emprender otro ciclo de ayuno.

Los pacientes obesos deberían consultar al médico para saber si es aconsejable que mantengan el peso menor alcanzado después de la Dieta que Imita el Ayuno (es decir, si deben evitar recuperar peso).

Los pacientes diabéticos no deberían ayunar sin consultar al diabetólogo. Los pacientes que toman metformina, insulina o medicinas similares NO deben ayunar.

Los que toman fármacos contra la hipertensión también deben consultar a su médico sobre el descenso de la presión causada por el ayuno y los riesgos que conlleva la combinación de ayuno y fármacos.

Mientras no se hayan acabado los ensayos clínicos, el ayuno seguirá siendo un procedimiento experimental al que solo podrá recurrirse previa aprobación del oncólogo y cuando no haya otras opciones o se hayan revelado ineficaces contra el tumor o contra los efectos colaterales.

Entre un ciclo de ayuno y otro se recomienda una dieta con bajo contenido de azúcares, acompañada de una ración diaria de proteínas, principalmente vegetales, de 0,7 gramos por kilo de peso corporal (con cerca del 10 % de calorías aportadas por ellas), pero se aconseja consultar a un dietólogo o nutricionista cualificado para estar seguros de tomar los nutrientes adecuados y no exponerse a pérdidas de peso indeseables (véase la Dieta de la Longevidad en el capítulo 4).

## EN RESUMEN: ALIMENTACIÓN Y DIETA QUE IMITA EL AYUNO PARA LA PREVENCIÓN DE TUMORES

Aunque en general se puede recurrir a la Dieta de la Longevidad para prevenir los tumores, algunos individuos (Angelina Jolie quizá sea el ejemplo más conocido) son portadores de mutaciones genéticas, como las del BRCA, que conllevan un riesgo elevado de cáncer, en algunos casos claramente superior al 80 %. La mastectomía y otras operaciones quirúrgicas logran reducir la incidencia de tales tumores de origen genético, pero también una alimentación correcta y la Dieta que Imita el Ayuno pueden resultar útiles para este fin. Una estrategia alimentaria correcta también puede reducir las recidivas del cáncer en pacientes a quienes se ha diagnosticado y curado un tumor.

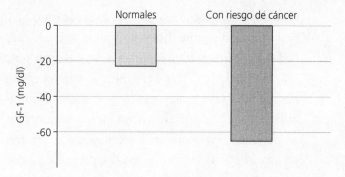

7.6. El IGF-1, asociado al cáncer y al envejecimiento, se reduce nota-blemente al cabo de tres ciclos de Dieta que Imita el Ayuno en indivi-duos con riesgo de cáncer.

Las recomendaciones alimentarias para individuos con riesgo elevado de desarrollar un tumor, como los que aca-ban de describirse, son estas:

1) Adoptar la dieta pescetariana para la longevidad des-crita en el capítulo 4, reduciendo el consumo de proteí-nas a unos 0,7 gramos diarios por kilo de peso corporal.

2) Reducir el consumo de pescado a un par de veces por semana y tomar todos los demás nutrientes de fuen-tes vegetales (nada de queso, leche, pollo, etcétera).

3) Reducir al mínimo los azúcares, pero también el consumo de pasta y pan. Es importante mantener los azúcares en la sangre lo más bajos posible, aun-que sin correr riesgos.

4) Mantener un peso y un índice de masa corporal sa-nos (véase el capítulo 4).

5) Optimizar el ejercicio físico (véase el capítulo 5).

6) Seguir una Dieta que Imita el Ayuno de cinco días cada uno a tres meses, según el peso y el estado de salud de cada cual (cada tres meses quienes gozan de buena salud y tienen peso y perímetro abdominal ideales; al mes quienes no cumplen estas condiciones). Recordar que en los ensayos con ratones en muchos casos se ha observado que la Dieta que Imita el Ayuno es tan eficaz como la quimioterapia, y que en vez de dañar los tejidos y órganos sanos los protege y reduce casi en un 50 % la incidencia de tumores.

7) Asegurarse de tomar todos los nutrientes: ácidos grasos esenciales (omega 3/6), vitaminas, minerales, etcétera (véase el capítulo 4), bien de un amplio abanico de hortalizas y legumbres (brécoles, zanahorias, pimientos verdes, tomates, garbanzos, lentejas, guisantes, alubias negras, etcétera), bien de pescados como el salmón o los boquerones. El sistema inmunitario es una de las mayores defensas contra el cáncer, de modo que la alimentación tiene que estar equilibrada para destruir las células tumorales o pretumorales sin provocar deficiencias en el propio sistema inmunitario ni bruscos cambios hormonales que puedan debilitar. Consultar los ejemplos de dietas muy nutrientes en las páginas finales de este libro.

8) Hablar con el oncólogo sobre la posibilidad de tomar a diario durante varias semanas 6 gramos

de vitamina C por vía oral en sus formas liposomal o Ester-C®, u otras formas que limitan los efectos colaterales gastrointestinales. Un buen número de investigaciones han demostrado que esta vitamina puede combatir el cáncer, pero el asunto aún está en discusión. Aunque no funcionara, tomar vitamina C en estas dosis cada pocos meses no debería acarrear problemas.

9) Consumir grasas buenas como el aceite de oliva, frutos secos y aceite de coco, y reducir al mínimo el consumo de grasas saturadas, incluidas las de origen vegetal.

10) Evitar en lo posible el alcohol.

# 8

## Alimentación y Dieta que Imita el Ayuno en la prevención y terapia de la diabetes[1]

Quiero dar las gracias, por la lectura y los consejos referentes a este capítulo, al profesor Hanno Pijl, endocrinólogo y diabetólogo, director de la clínica de Endocrinología y Enfermedades Metabólicas de la Universidad de Leiden.

### LA DIABETES DE TIPO 2

La diabetes de tipo 2 es una de las enfermedades más extendidas. En Estados Unidos la padecen 27 millones de personas, pero amenaza a otros 86 que están en situación de prediabetes (porque sus factores de riesgo no son lo bastante elevados como para generar un diagnóstico de diabetes). En Italia, los diabéticos, en 2009, eran unos tres millones, con incidencia más alta en el sur, pero uno de cada tres italianos de más de cuarenta años corre el riesgo

1. Los contenidos de este capítulo no deben utilizarse para hacer autodiagnósticos ni como terapias para enfermedades, pero pueden mostrarse a un médico especialista para que las considere con vistas al tratamiento de una patología.

de desarrollar esta enfermedad.[2] Según la Organización Mundial de la Salud, en los últimos treinta y cinco años el número de personas a quienes se ha diagnosticado diabetes en todo el mundo se ha cuadruplicado: hemos pasado de 100 millones en 1980 a 422 en 2014. El diagnóstico se realiza midiendo los niveles de HbA1c, que es un índice del nivel medio de glucosa en la sangre: la glucosa reacciona con la hemoglobina y forma la «hemoglobina glucosilada», designada como HbA1c. La diabetes también se diagnostica cuando por la mañana y en ayunas la glucosa supera los 125 mg/dl.

Los síntomas típicos de la enfermedad son:

- sed intensa
- micción frecuente
- vista nublada
- irritabilidad
- entumecimiento de las manos o los pies
- cansancio

A diferencia de lo que ocurre en la diabetes de tipo 1, en la de tipo 2 el páncreas produce insulina, pero las células del cuerpo, como las de los músculos y el hígado, igual que las adiposas, no responden de forma correcta (se habla de resistencia a la insulina), causando una acumulación de glucosa en la sangre. Podemos describir la insulina como la llave que abre la puerta de las células para que la glucosa

2. www.istat.it/dati/catalogo/20091120_00/contenuti.html

pueda entrar. En los pacientes diabéticos esta llave funciona mal y la puerta no se abre del todo, de modo que la glucosa no penetra en las células como debería. Pero el daño a las células sanas empieza mucho antes de que se diagnostique la diabetes, y en la mayoría de los casos el sobrepeso y sobre todo la obesidad, así como una gran cantidad de grasa abdominal, producen un aumento importante de la diabetes y la llamada prediabetes (en el segundo caso, la glucemia en ayunas se sitúa entre 100 y 125 mg/dl).

Pondré un ejemplo: el riesgo de diabetes (tomando como referencia el índice de masa corporal, IMC) se multiplica por 6 en mujeres con IMC de 25 frente al de mujeres con IMC de 21. Es la diferencia entre una mujer que mide 1,67 m y pesa 70 kg y otra que pesa 59. Un efecto similar se observa en hombres con IMC 27,5 e IMC 22: significa que un hombre que mide 1,78 m y pesa 69 kg corre un riesgo de enfermar de diabetes cinco veces inferior al de uno que pesa 87 (figura 8.1).[3]

Otro estudio ha puesto de relieve que la mejor manera de apreciar el riesgo de diabetes es medir el perímetro abdominal. El grupo que corre un riesgo mayor son los hombres cuyo perímetro abdominal supera los 102 cm y las mujeres cuyo perímetro abdominal supera los 88 cm.[4]

3. W. C. Willett, W. H. Dietz y G. A. Colditz, «Guidelines for Healthy Weight», *The New England Journal of Medicine*, agosto de 1999.

4. T. Pischon, H. Boeing, K. Hoffmann *et al.*, «General and Abdominal Adiposity and Risk of Death in Europe», *New England Journal of Medicine*, noviembre de 2008.

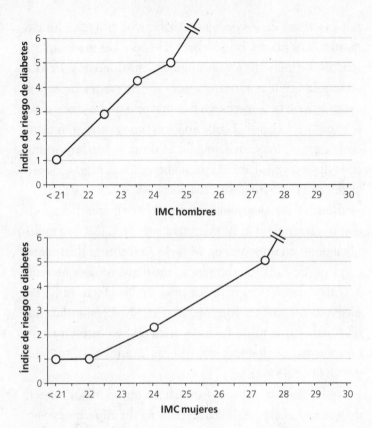

8.1. El riesgo de diabetes aumenta cuando lo hace el índice de masa corporal (IMC).

## ALIMENTACIÓN, CONTROL DEL PESO Y PREVENCIÓN DE LA DIABETES

Por tanto, mantener el peso ideal minimiza la posibilidad de contraer diabetes. Por ejemplo, sabemos que en los ensayos realizados tanto con humanos como con monos, machos y hembras, una dieta con una fuerte reducción calórica que reduzca el peso muy por debajo del mínimo indicado en el ejemplo anterior impide por completo la aparición de diabetes (en los monos) o provoca una reducción de la glucemia en ayunas y de la grasa abdominal, lo que hace muy improbable la aparición de la enfermedad en estos individuos.[5]

Pero la gran mayoría de las personas no son capaces de seguir una dieta con restricción calórica del 30 %, renunciando a la comida que les gusta, y prefieren no perder mucha masa muscular y quedarse delgadísimas. Por eso, y porque la restricción calórica, a la larga, puede provocar otros efectos colaterales, es importante idear estrategias que la mayoría de los individuos sean capaces de adoptar. Además, según varios estudios, cuando las personas obesas se someten a una restricción calórica diaria, la glucemia no baja o baja menos que en quienes se someten a restricción calórica partiendo de un peso corporal normal.[6] En el apartado siguiente explicaré cómo cambiar de alimenta-

5.  R. J. Colman, T. M. Beasley, J. W. Kemnitz, S. T. Johnson, R. Weindruch y R. M. Anderson, «Calorie Restriction Reduces Age-Related and All-Cause Mortality in Rhesus Monkeys», *Nature*, abril de 2014; R. L. Walford, D. Mock, R. Verdery y T. MacCallum, «Calorie Restriction in Biosphere 2: Alterations in Physiologic, Hematologic, Hormonal, and Biochemical Parameters in Humans Restricted for a 2-Year Period», *The Journals of Gerontology A Biol. Sci. Med. Sci.*, junio de 2002.

6.  A. R. Barnosky, K. K. Hoody, T. G. Unterman y K. A. Varady, «Intermittent Fasting vs Daily Calorie Restriction for Type 2 Diabetes Prevention: a Review of Human Findings», *Translation Research*, octubre de 2014.

ción y presentaré las dietas periódicas que imitan el ayuno que sirven para prevenir la diabetes y hacer que remita.

## MODIFICAR LA ALIMENTACIÓN PARA PREVENIR LA DIABETES Y HACER QUE REMITA

*1. Adoptar la Dieta de la Longevidad descrita en el capítulo 4*
Combinada con el ejercicio físico descrito en el capítulo 5, nos ayudará a mantener un peso corporal y una grasa abdominal ideales, pero, como describiré más adelante, también puede reducir la aparición de diabetes con independencia del peso.

*2. Comer en un intervalo máximo de doce horas*
En el capítulo 4 he presentado asimismo las investigaciones acerca del intervalo en que deberían incluirse las comidas. Si usted es una mujer que pesa 70 kg y mide 1,60 m y acostumbra desayunar a las 8 de la mañana y a comer el último tentempié a las 23, significa que a lo largo del día come durante quince horas, lo que probablemente tendrá un efecto en su peso y su sueño.[7] Un método para bajar a un peso más saludable consiste en reducir ese intervalo a once a doce horas, por ejemplo comiendo el último tentempié a las 19 o a las 20. Esta técnica también puede aplicarse para regular el peso. Por ejemplo, si no basta con limitar el período de comidas a once o doce horas a lo largo del día, se

7. S. Gill y S. Panda, «A Smartphone App Reveals...», art. cit.

puede limitar a diez o incluso a ocho (de las 8 a las 18 o a las 16). Como he recordado ya, las poblaciones especialmente longevas suelen obedecer a este esquema.

### 3. *Comer más, no menos*

Como he señalado en el capítulo 4, si se toma una porción relativamente pequeña de tarta que, sin embargo, contenga muchas grasas y muchos azúcares, o 150 gramos de pasta o de pizza con queso, se ingieren 800 calorías con una cantidad relativamente escasa de comida que, por otro lado, no aporta el contenido adecuado de los principales minerales y vitaminas. En cambio, si se comen 40 gramos de pasta (unas 140 calorías), se pueden añadir otros 400 gramos de garbanzos (unas 330 calorías) y otros 320 gramos de verduras mixtas (unas 210 calorías), más 14 gramos de aceite de oliva (unas 120 calorías), alcanzando así las mismas 800 calorías pero comiendo más.

Veamos un ejemplo, comparando dos opciones de comida.

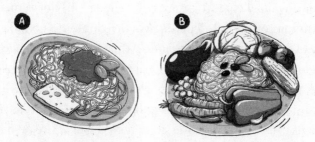

8.2.  Opción A = 360 gramos; 1.110 calorías.
Opción B = 775 gramos, 800 calorías.

**Opción A\* (mala):** 150 gramos de pasta o pizza (540 calorías); 150 gramos de queso (550 calorías); 60 gramos de salsa (20 calorías).

Peso total = **360 gramos**; calorías totales = **1.110**

\* Bajo contenido de nutrientes (vitaminas, minerales); los carbohidratos se transforman rápidamente en azúcares; alto porcentaje de grasas saturadas insanas (de origen animal).

**Opción B\* (buena):** 40 gramos de pasta (unas 140 calorías); 400 gramos de garbanzos o alubias (unas 330 calorías, peso escurrido); 320 gramos de verduras mixtas (unas 210 calorías); 15 gramos de aceite de oliva (120 calorías).

Peso total = **775 gramos**; calorías totales = **800**

\* Alto contenido de nutrientes (vitaminas, minerales), de carbohidratos complejos, de grasas monoinsaturadas buenas (veganas).

La opción B es claramente preferible por varias razones: a) aporta más vitaminas, minerales y otros nutrientes que envían al cerebro señales de saciedad; b) libera menos insulina; c) permite comer más del doble de comida en peso que la opción A, llenando y dilatando el estómago, lo que envía al cerebro más señales de saciedad; al mismo tiempo aporta un 30 % menos de calorías; d) sustituye las grasas animales malas contenidas en el queso por las monoinsaturadas protectoras contenidas en el aceite de oliva, y e) a muchas personas le resultará más sabrosa, porque los alimentos ricos en grasas saturadas y azúcares tienden a ocultar el sabor de los demás ingredientes. Otras se sentirán también más ligeras y no experimentarán el molesto reflujo gástrico, pese a haber ingerido el doble de cantidad de comida.

Naturalmente, comer mucho, sobre todo de noche, podría provocar de todas formas reflujo ácido, aunque se trate de la opción B. En tal caso, es aconsejable consultar a un médico especialista y reducir la cantidad en todas las comidas.

## 4. *Comer dos comidas y un tentempié*

Como ya he señalado en el capítulo 4, la idea de que deberían hacerse cinco o seis pequeñas comidas diarias está muy equivocada, sobre todo si se aplica a personas que tienden a ganar peso o deben perderlo. El método ideal para mantenerse en el peso o perderlo es tomar un desayuno ligero, una comida y un tentempié a media tarde o por la noche. Muchas poblaciones que destacan por su longevidad adoptan este método. La alternativa puede ser un desayuno ligero, un tentempié a la hora de la comida y una cena más abundante. Naturalmente, si queremos estar seguros de que no haya contraindicaciones, debemos consultar antes a un experto en nutrición, un dietista o un dietólogo. En algunos casos, sobre todo en el de los ancianos y enfermos, una comida abundante podría causar trastornos digestivos o reflujo ácido, por lo que habría que desplazar la comida más abundante al mediodía o al menos a una hora menos tardía, u optar por una solución que, además del desayuno, incluya dos comidas diarias menos abundantes en vez de una. Como ya he dicho, es importante no incurrir en estados de carencia de vitaminas, nutrientes esenciales y minerales.

5. *Comer más carbohidratos complejos y verdura, y menos azúcares, pasta, pan y grasas malas*

Mientras no se haya alcanzado el peso ideal y un perímetro abdominal correcto, pero también cuando se ha obtenido este resultado, hay que reducir al máximo los azúcares y almidones (arroz, pasta, pan, etcétera) y las grasas saturadas (quesos, mantequilla, dulces, etcétera). El hígado usa los azúcares en exceso para generar grasa que se almacena en el mismo hígado o se traslada a varios lugares de almacenamiento, como el abdomen (grasa visceral) y varias zonas repartidas por todo el cuerpo bajo la piel (grasa subcutánea).

El papel que desempeñan los alimentos grasos en la obesidad y las enfermedades no acaba de estar claro. Tradicionalmente se ha considerado que una alimentación rica en grasas genera obesidad, pero hoy sabemos que, aunque contribuye, en realidad la principal causante es una alimentación rica en azúcares, almidones y grasas saturadas. Por otro lado, como ya he explicado, una alimentación rica en grasas y pobre en carbohidratos provocará en la mayoría de los casos una pérdida de peso, pero eso se debe en parte a la pérdida de agua y de masa muscular. Además, a largo plazo las dietas ricas en grasas y proteínas son las peores en cuanto a mortalidad e incidencia y muerte por cáncer. Las grasas «sanas», en cambio, sobre todo el aceite de oliva y las contenidas en los frutos secos (nueces, almendras, avellanas, etcétera) se asocian a la salud y a la longevidad, por lo que pueden consumirse en cantidades relativamente altas. Es más, un puñado de frutos secos debería formar parte de la alimentación diaria junto con el aceite de oliva, vertido generosamente en las ensaladas y muchos otros platos.

### 6. *Comer pocas proteínas*

Teniendo en cuenta lo dicho, una alimentación pobre en carbohidratos y rica en proteínas y grasas animales se ha asociado a un riesgo dos veces mayor de diabetes en una muestra de 40.000 individuos varones tras un seguimiento de hasta veinte años.[8] Este dato concuerda con nuestra publicación de 2014 en la que, con la ayuda de la alumna Morgan Levine, referimos los resultados de las observaciones en una muestra de 6.000 personas de Estados Unidos: el riesgo de diabetes aumentó en los individuos que comían más proteínas.[9]

Dos estudios posteriores, que publicamos en 2011 y 2015 gracias a la labor de mi alumna Priya Balasubramanian y de mi colaborador de Quito, Jaime Guevara, se refieren a cien pacientes de una población —mencionada varias veces en este libro— que vive en Ecuador y se caracteriza por un defecto genético en el receptor de la hormona del crecimiento (síndrome de Laron o enanismo de La-

8. L. de Koning *et al.*, «Low-Carbohydrate Diet...», art. cit.
9. M. Levine *et al.*, + V. D. Longo, «Low Protein...», art. cit.

ron), y que por este motivo rara vez pasa de un metro de altura. Comparados con sus parientes libres del síndrome, que viven en las mismas ciudades y casas y, por tanto, comen lo mismo y están expuestos a los mismos riesgos, estos individuos son más obesos, pero hasta ahora ninguno ha enfermado de diabetes. Dado que el gen de la hormona del crecimiento está regulado sobre todo por las proteínas, este dato es una confirmación más de nuestros resultados: una dieta rica en proteínas puede fomentar la aparición de diabetes, mientras que una dieta pobre en proteínas o, como en el caso de las personas con síndrome de Laron, la ausencia del receptor de la hormona del crecimiento (que equivale a ingerir poquísimas proteínas en la dieta) impide o reduce tajantemente el efecto de la obesidad sobre la diabetes. Otro dato que respalda estas conclusiones es el estudio realizado por el equipo de investigación de John Kopchick en Ohio, que ha evidenciado una protección de la diabetes en ratones portadores de un defecto en el mismo receptor de la hormona del crecimiento. Pero la confirmación definitiva de nuestra hipótesis llegó en 2015, cuando hicimos una prueba de tolerancia a la glucosa con personas diagnosticadas con el síndrome de Laron. No solo fueron resistentes a la insulina, sino también sensibles a ella: su insulina funcionaba mejor que la normal, pese a que la mayoría de estas personas presentaban sobrepeso u obesidad.[10] Como la resistencia a la insulina es la principal

10. J. Guevara-Aguirre, A. L. Rosenbloom, P. Balasubramanian, E. Terán, M. Guevara-Aguirre, C. Guevara, P. Procel, I. Alfaras, R. De

causa de diabetes, el descubrimiento podría explicar por qué no sufren esta enfermedad.

## DIETA Y DIABETES

Aunque para tratar la diabetes pueden aplicarse sustancialmente todas las recomendaciones hechas hasta ahora, a muchas personas que padecen esta enfermedad les cuesta cambiar por completo o bastante de alimentación.

Ante todo hay que señalar que la causa más frecuente de los poquísimos decesos tras un ayuno prolongado radica en el uso de insulina. Algunos pacientes murieron por la combinación del ayuno y una inyección de insulina, probablemente porque la función de la insulina es defectuosa en sujetos diabéticos y el ayuno es capaz de devolverle su función normal: el mismo nivel de insulina, que causaría una reducción normal de la glucosa, puede provocar una bajada vertiginosa, con el consiguiente choque hipoglucémico y, en algunos casos, con resultado de muerte.

Como he explicado en el capítulo 6, el ayuno basado solo en agua es demasiado peligroso y difícil para la mayoría de las personas, sobre todo en el caso de los pacientes diabéticos, y solo debería practicarse en clínicas especializadas y con la asistencia de médicos y personal sanitario.

Cabo, S. Di Biase, L. Narváez, J. Saavedra y V. D. Longo, «GH Receptor Deficiency in Ecuadorian Adults Is Associated With Obesity and Enhanced Insulin Sensitivity», *The Journal of Clinic Endocrinology & Metabolism*, julio de 2015.

En cambio, existen dos importantes estrategias alimentarias que recurren a dietas que imitan el ayuno y se han mostrado eficaces contra varios factores de riesgo asociados a la diabetes: una de ellas es la que ha descrito y desarrollado mi laboratorio, de la que hablaré en el apartado siguiente; la otra es la de Michelle Harvie y sus colaboradores, que sometían a sujetos con sobrepeso durante seis meses a un régimen alimentario en el que dos días a la semana consumían solo 500-600 calorías en una dieta relativamente rica en proteínas; los pacientes perdían grasa abdominal, mejoraban su sensibilidad a la insulina y reducían la tensión arterial.[11] No obstante, los efectos sobre la glucemia de los pacientes con sobrepeso no eran relevantes, señal de que los beneficios de esta dieta para la prevención y el tratamiento de la diabetes resultaban limitados.[12] Por otro lado, tiene la ventaja de que puede seguirse bajo una supervisión médica mínima. Las desventajas son que a la mayoría de los diabéticos les costaría practicarla durante años y que, como se ha dicho, sus efectos sobre los niveles de glucosa y la resistencia a la insulina podrían ser limitados.

Además, alternar continuamente un consumo diario de más de 2.000 calorías con otro de 500 puede inducir

11.  M. N. Harvie *et al.*, «The Effects of Intermittent or Continuous Energy Restriction on Weight Loss and Metabolic Disease Risk Markers: A Randomized Trial in Young Overweight Women», *International Journal of Obesity*, mayo de 2011.

12.  A. R. Barnosky, K. K. Hoody, T. G. Unterman y K. A. Varady, «Intermittent Fasting...», art. cit.

trastornos del metabolismo y del sueño parecidos a los asociados al *jet lag* observados en quienes hacen viajes de larga distancia. No obstante, esta dieta, llamada 5:2, ha sido experimentada por miles de personas, sobre todo para perder peso, de modo que corresponderá al diabetólogo y al paciente su adopción para prevenir o curar la diabetes.

## Dieta que Imita el Ayuno y terapia de la diabetes

Como se ha visto en el capítulo 6, la Dieta que Imita el Ayuno es el resultado de casi veinticinco años de estudios en mi laboratorio, se basa en cada uno de los Cinco Pilares de la Longevidad y no solo se propone alargar la vida, sino también permitir que el cuerpo se regenere y se cure.

Las medicinas que toman los diabéticos bajan los niveles de glucosa en la sangre, pero no abordan las numerosas causas de la diabetes, algunas de las cuales se conocen desde hace tiempo, pero otras solo ahora empezamos a reconocerlas. Los resultados de nuestra experimentación con cien pacientes son muy notables y muestran que tres ciclos mensuales de cinco días de una dieta específica, ideada para imitar el ayuno proporcionando entre 750 y 1.100 calorías diarias, reducen los riesgos más importantes relacionados con la diabetes. Veamos un resumen de los mismos:

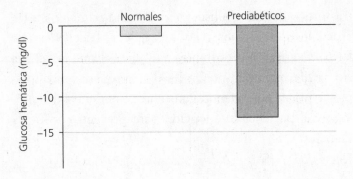

8.3. Reducción de la glucosa en sangre en pacientes normales o prediabéticos después de tres ciclos de Dieta que Imita el Ayuno.

1) En personas con sobrepeso se ha observado un descenso de más de 3,5 kg de peso y una reducción de la grasa abdominal, con la consiguiente reducción del perímetro abdominal de más de 2,5 cm sin o con una mínima reducción de masa muscular, como también se ha observado en los ratones (figura 8.5).

2) En sujetos con el IGF-1 elevado que, como hemos visto, podría ser un factor de riesgo de la diabetes, provoca una fuerte reducción del nivel del IGF-1.

3) En sujetos prediabéticos baja la glucemia en ayunas alrededor de 12 mg/dl, lo que supone un descenso superior al 11 %, es decir, dos o tres veces mayor que el que se obtiene con otras dietas más rigurosas y mucho más agresivas, como la 5:2 y la del ayuno en días alternos.

4) En sujetos con niveles lipídicos altos baja los trigli-

céridos, que son un factor de riesgo de la diabetes de tipo 2.

5) En sujetos hipertensos baja la tensión sistólica y diastólica un 6 %. La tensión alta es otro factor de riesgo asociado a la diabetes.

## REPROGRAMACIÓN Y REGENERACIÓN DEL METABOLISMO PARA LA TERAPIA DE LA DIABETES

Como investigadores tendemos a usar poco la palabra «curación», porque suena un tanto exagerada. Sin embargo, para muchos diabéticos y la mayoría de los prediabéticos las estrategias alimentarias descritas antes pueden acabar realmente en curación, como indican los datos clínicos señalados. Esto no significa que vayan a curarse todos o que sean procedimientos fáciles de aplicar, sino que la mayoría de los pacientes capaces de cambiar su alimentación a largo plazo según las directrices indicadas en la primera parte de este capítulo, y/o a someterse con periodicidad a la Dieta que Imita el Ayuno, podrán librarse para siempre de la diabetes.

Por supuesto, para estar seguros de la eficacia de estas estrategias habrá que completar los ensayos clínicos con más de 1.000 personas, pero invito a los pacientes a hablar de ello con su diabetólogo y a sopesar la posibilidad de empezar de inmediato. Los datos que nos dan las investigaciones con ratones y humanos indican que la Dieta que Imita el Ayuno es una estrategia poderosa que puede curar la diabetes, porque tiene los siguientes efectos:

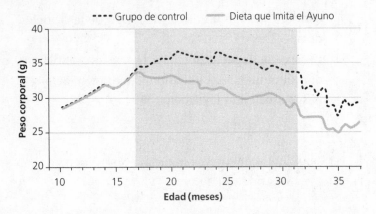

8.4. Reducción del peso corporal en ratones de mediana edad someti-dos a la Dieta que Imita el Ayuno sin restricción calórica.

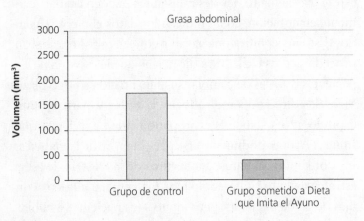

8.5. Reducción de la grasa abdominal en ratones sometidos a la Dieta que Imita el Ayuno.

1) **Eliminación de la grasa.** Tanto en los ratones como en las personas desencadena un proceso en que el cuerpo quema muchísima grasa, por lo general la abdominal, que es la que mayormente interviene en el desarrollo de la diabetes y otras enfermedades. En concreto, los ratones sometidos a dos ciclos mensuales de Dieta que Imita el Ayuno ingieren la misma cantidad de calorías que los ratones alimentados de un modo normal, pero el grupo de la Dieta que Imita el Ayuno sigue perdiendo peso, lo cual sugiere que estos ratones continúan quemando grasa incluso después de reanudar su alimentación normal (figura 8.4).

2) **Restauración de las células.** La Dieta que Imita el Ayuno estimula la autofagia y otros procesos celulares de restauración, destruyendo los componentes viejos y dañados para reemplazarlos por unos nuevos.

3) **Regeneración.** La Dieta que Imita el Ayuno es capaz de sustituir las células dañadas por otras nuevas, activando las células madre. Las consecuencias son la regeneración y el rejuvenecimiento celular. Hemos comprobado que en los ratones esto se produce en varios órganos y sistemas: en la sangre, el cerebro, los músculos y el hígado, y estamos a punto de publicar varios estudios en que se demuestra que también ocurre en otros. Los resultados de los ensayos clínicos sugieren que en el hombre también se produce el mismo proceso de regeneración. Por ejemplo, en las personas sanas y con niveles bajos de

glucosa o tensión baja, la Dieta que Imita el Ayuno
ha tenido efectos mínimos o nulos, lo que significa
que no ha implicado riesgos relacionados con un
descenso excesivo de la tensión arterial o la glucemia. Como ya se ha dicho, los efectos de la Dieta
que Imita el Ayuno sobre la glucemia, la tensión arterial y otros factores de riesgo de la diabetes son
mucho más pronunciados en individuos que al
principio de la experimentación presentaban evidentes factores de riesgo de envejecimiento y de
contraer enfermedades. Estos efectos señalan un
rejuvenecimiento o una regeneración de las células
dañadas, o ambas cosas. Por tanto, si se reparan,
rejuvenecen o regeneran las células musculares, que
tienen una débil respuesta a la insulina, pueden volver a funcionar normalmente. No es de extrañar
que la resistencia a la insulina sea bastante rara en
los jóvenes, sobre todo en los delgados, y esté mucho más extendida entre los ancianos, aunque no
sean obesos.

UN CASO POSITIVO, PERO PREOCUPANTE

He decidido publicar el correo electrónico siguiente porque, por un lado, destaca la eficacia de la Dieta de la Longevidad antes descrita para la prevención y la terapia de
enfermedades como la diabetes y, por el otro, evidencia el
peligro de que uno haga las cosas por su cuenta. Este pa-

ciente ha corrido un gran peligro por haber combinado
varios tipos de insulina con la dieta que recomiendo.

Estimado doctor Longo:

Usted no lo sabe, pero me ha salvado la vida. El pasado
diciembre empecé mi descenso a los infiernos con una
parálisis en la pierna izquierda que me hizo pasar la No-
chebuena en el hospital. Una serie infinita de análisis de
sangre no identificaron nada alarmante: tenía un fuerte
reflujo gástrico, mala digestión y vómitos continuos, pero
la gastroscopia y las pruebas alergológicas y de las intolerancias alimentarias no revelaban nada. Según los médicos,
yo estaba bien. A partir de marzo eliminé la carne, la leche
y los alimentos con lactosa, logrando cierta mejora, pero
en cuanto caminaba 150 metros notaba que me faltaba el
resuello. Gané peso, llegando a más de 120 kg con alimentación normal, con la obvia consecuencia de un edema en
las piernas y por todo el cuerpo; los análisis revelaron una
esteatosis hepática grave que estaba evolucionando a ci-
rrosis. El hígado ocupaba mucho espacio en la cavidad
abdominal, presionaba el estómago —causa probable del
reflujo— y había provocado una pleuritis en la parte baja
de los pulmones, con la consiguiente tos continua. El 5 de
junio todo cambió. Veo una revista que trae en portada el
título de su artículo: «Curar comiendo menos». Pensé:
«Sí, ya está, otra dieta de moda». Leí el artículo y me quedé
de piedra. Tenga en cuenta que soy diabético (insulina, 18
unidades de NOVORAPID® tres veces diarias, 22 unida-
des de LANTUS® por la noche, píldoras de metformina y
fármacos para bajar la tensión). A finales de junio adopté
la dieta Longo, y todo cambió. El resultado: 104 kg, cami-

no o corro cinco kilómetros diarios y estoy yendo a clase de submarinismo. He suprimido las medicinas de la noche (LANTUS®) **porque me provocaban una fuerte hipogluce-mia nocturna** y he reducido el NOVORAPID® a seis unida-des por la mañana, diez en el almuerzo y ocho en la cena. He dejado de tomar metformina. He suprimido cualquier clase de carne, leche y alimentos que contengan lactosa, la mantequilla, la margarina, los fritos, el alcohol, los dulces y los azúcares, y mi glucemia nunca pasa de 145. Mis mé-dicos no acababan de creerse mi mejoría y me pidieron el artículo para leerlo.

En este caso el paciente no siguió la Dieta que Imita el Ayuno sino la Dieta de la Longevidad (véase el capítulo 4), que sin embargo logró volver a sensibilizar sus células a la insulina, causando una fuerte hipoglucemia nocturna. Ahora este hombre lo sabe: al haber cambiado su alimenta-ción de un modo tan radical y sin consultar a un especialista ha estado en peligro de muerte. Si hubiese hecho también la Dieta que Imita el Ayuno, durante una de esas noches el riesgo habría sido aún mayor.

En resumen: los resultados del ayuno en estos pacien-tes son excelentes, pero el método «Juan Palomo, yo me lo guiso, yo me lo como» es preocupante y lo desaconsejo vi-vamente. El gran error de esta persona fue, sin duda, com-binar la dieta con la insulina. Bastaba con una consulta al médico adecuado para que hubiese adoptado la misma alimentación, si acaso añadiendo la Dieta que Imita el Ayu-no periódica, y los resultados habrían sido aún mejores, sin arriesgarse a sufrir un choque hipoglucémico.

Si su médico es reacio a ayudarle en la terapia o la prevención de la diabetes recurriendo a las estrategias alimentarias que he descrito en este capítulo, insista; y si sigue oponiéndose, le aconsejo buscar un médico especializado en medicina integrativa. Lo cual no significa que las terapias convencionales no puedan ser eficaces o determinantes, sino que el médico debería tratar de maximizar el uso de terapias que curan frente a las que frenan la enfermedad. Al final, es una decisión personal, pero si uno sigue la dieta para la terapia o la prevención de una enfermedad necesitará la aprobación de un médico cualificado. Hace poco inauguré en la Universidad de Génova los cursos de formación de biólogos nutricionistas y médicos interesados en dietas de longevidad e imitadoras del ayuno. Espero crear una red de personal especializado en todo el territorio italiano.

## TRATAR LA OBESIDAD

Muchos de mis proyectos parten de la idea de hallar una terapia para las enfermedades que aquejan a las personas, mientras que otros pretenden ayudar a mis amigos y mi familia, a mis colegas, a mis alumnos e incluso a mí mismo. No hace falta ir muy lejos para encontrar personas obesas, diabéticas, con tumores, trastornos cardíacos o Alzheimer, y no pasa una semana sin que a alguno de los que se ponen en contacto conmigo le digan que ante una fase tan avanzada de su enfermedad no hay nada que hacer. De modo que con frecuencia elaboro los datos científicos para ayudar a estas personas. Contaré aquí dos de estos casos; el primero es el testimonio directo de una persona que ha perdido 18 kg.

Caso 1

«He experimentado hasta ahora quince ciclos de Dieta que Imita el Ayuno de cinco días cada uno. En total he perdido 18 kg (pasando de 114 a 96, lo que da 1,2 kg por ciclo). Durante los diez meses en que no pude seguir la dieta volví a engordar 2,7 kg en total. La tensión arterial ha bajado de 130/80 a 120/70. Durante tres o cuatro semanas, entre ciclo y ciclo, me siento con más energía y soy capaz de trabajar más tiempo sin perder la concentración.

La dieta no es lo que yo llamaría "agradable", porque me gusta variar de ingredientes y preferiría una alimentación más "internacional".

Pero creo que la duración de cinco días es lo bastante corta como para que resulte tolerable; de hecho, no me siento hambriento. Además, al cabo de cinco días puedo volver a mi alimentación "normal" y disfrutar con la comida que me gusta. Para mantener el peso alcanzado procuro no comer mucho, pero de vez en cuando, entre ciclo y ciclo, me permito una hamburguesa, un par de yogures helados e incluso algún dulcecito para que la dieta no me resulte demasiado difícil y para no verla como una tarea que impone demasiados sacrificios.»

CASO 2

Otra persona obesa a la que he ayudado durante quince años había hecho de todo para perder peso partiendo de sus nada sanos 111 kg, su perímetro abdominal de 127 cm y un porcentaje de grasa corporal del 38 %, datos que la hacían candidata segura a contraer diabetes. Siguió tres ciclos de Dieta que Imita el Ayuno y el peso, tensión presión arterial y el nivel de HbA1c mejoraron, pero estas mejoras eran inútiles porque, entre ciclo y ciclo, el paciente volvía a tomar una alimentación rica en grasas, azúcares y almidones y recuperaba casi todo el peso perdido. En vista del riesgo que corría le propuse hacer cuatro ciclos seguidos de Dieta que Imita el Ayuno. Sabía que las clínicas donde se practica el ayuno someten a los pacientes a dietas de 200 calorías diarias incluso durante cuatro semanas, sin que suelan surgir problemas, de modo que tres semanas de Dieta que Imita el Ayuno de 800 calorías diarias me parecían razonables, aunque el sujeto debía seguirlas bajo mi estricta supervisión y la de su médico.

Este procedimiento funcionó y el paciente perdió 14 kg, muchos de ellos de grasa abdominal, ganando a cambio energía y bienestar. Un año después no solo mantiene el peso sino que sigue perdiendo kilos, y dice que la Dieta que Imita el Ayuno, además de adelgazarle, le ha inducido a cambiar sus hábitos alimentarios por iniciativa propia. Esta misma estrategia ha funcionado con muchas otras personas cuya evolución he seguido al margen de los ensayos clínicos, tanto hombres como mujeres.

El lector debe tener claro que solo se debe optar por los

ciclos múltiples (dos o más) de Dieta que Imita el Ayuno cuando fallan los ciclos periódicos, y que en cualquier caso debe hacerse con la aprobación y bajo la estrecha supervisión de un médico o biólogo nutricionista, mejor si está especializado en terapias de ayuno prolongado. Porque esta terapia, si se aplica mal o con nutrientes equivocados, puede tener efectos colaterales, como una bajada excesiva de la tensión o de la glucemia, o malnutrición (carencia de vitaminas, minerales, nutrientes esenciales, etcétera). De igual modo, algunas interacciones potenciales de la Dieta que Imita el Ayuno con algunas medicinas pueden hacer que seguir de un modo prolongado dicha dieta sea muy peligroso (como hemos visto en el caso de la insulina). Razón por la cual en estos casos sugiero ciclos múltiples de cinco días de la Dieta que Imita el Ayuno ProLon®, que se ha probado clínicamente con este fin, aunque los sujetos sometidos a la experimentación solo la siguieron una vez y no de un modo consecutivo. Cuidado: mientras no se complete con éxito la experimentación de las dietas que imiten el ayuno, debemos considerarlas solo terapias integrativas a disposición de los médicos y no sustitutos de las terapias convencionales que se aplican en las enfermedades.

# 9

# Alimentación y Dieta que Imita el Ayuno en la prevención y terapia de las enfermedades cardiovasculares[1]

Quiero dar las gracias, por la lectura y los consejos referentes a este capítulo, al profesor Andreas Michalsen, jefe de Medicina Complementaria y del Departamento de Medicina Integrativa del Hospital Universitario Charité de Berlín.

## LA PREVENCIÓN DE LAS ENFERMEDADES CARDIOVASCULARES EN LOS MONOS

El 93 % de la secuencia del ADN de los monos Rhesus es idéntico al humano. Son uno de los organismos más parecidos al nuestro, por lo que podemos estudiar la duración de su vida en respuesta a las estrategias alimentarias dentro de ambientes controlados de forma experimental. Estos monos viven como máximo cuarenta años y desarrollan

1. Los contenidos de este capítulo no deben utilizarse para hacer autodiagnósticos ni como terapias para enfermedades, pero pueden mostrarse a un médico especialista para que las considere con vistas al tratamiento de una patología.

muchas de nuestras enfermedades, como la diabetes, el cáncer y los trastornos cardiovasculares. Dos estudios pioneros llevados a cabo, respectivamente, en la Universidad de Wisconsin y en el National Institute of Aging estadounidense (NIA) han analizado el impacto de una restricción calórica aproximada del 30 % en la longevidad y las enfermedades de los monos Rhesus.

El estudio de Wisconsin, que se prolongó durante más de veinte años, concluyó que, al disminuir el aporte de calorías, la mortalidad con respecto al grupo de control (que siguió alimentándose con normalidad) se redujo a la mitad.[2] Además, el 42 % del grupo de control desarrolló prediabetes o diabetes, lo que no le ocurrió a ninguno de los monos con restricción calórica.[3] En este grupo de animales las enfermedades cardiovasculares también se redujeron a la mitad.

Al contrario que en el estudio de Wisconsin, el del NIA no señaló ninguna diferencia en las causas de muerte entre el grupo sometido a restricción calórica y el grupo de control; los individuos de ambos desarrollaron en la misma medida enfermedades cardiovasculares, amiloidosis, neoplasias y un deterioro generalizado de la salud.[4]

2. R. J. Colman, R. M. Anderson *et al.*, «Caloric Restriction Delays Disease Onset and Mortality in Rhesus Monkeys», *Science,* 2009; R. J. Colman, T. M. Beasley *et al.*, «Caloric Restriction Reduces Age-Related and All-Cause Mortality in Rhesus Monkeys», *Nature*, abril de 2014.

3. R. J. Colman, R. M. Anderson *et al.*, «Caloric Restriction...», art. cit.

4. J. A. Mattison, G. S. Roth *et al.*, «Impact of Caloric Restriction on Health and Survival in Rhesus Monkeys from the NIA Study», *Nature*, septiembre de 2012.

La distinción entre ambos estudios decenales sobre la alimentación de los monos evidencia la importancia de la composición de la dieta, unida a una limitación de las calorías. En la investigación del NIA los monos no sometidos a restricción calórica recibían una alimentación saludable, con proteínas de origen vegetal como trigo, maíz, soja y alfalfa, a las que se añadía pescado, y obtenían el 17,3 % de las calorías de un 5 % de grasas, un 5 % de fibra y un 3,9 % de sacarosa, vitaminas y minerales.

En el estudio del NIA, además, se daba de comer a los animales solo dos veces diarias y una cantidad de alimentos limitados y acordes con la edad y el peso de los sujetos. En la investigación de la Universidad de Wisconsin, en cambio, la única fuente de proteínas era la leche (lactoalbúmina) y la dieta contenía un 10 % de grasas, sobre todo aceite de maíz, un 5 % de celulosa y un 28,5 % de sacarosa. A diferencia del estudio del NIA, a los monos de Wisconsin sin restricción calórica les dejaban comer lo que querían, para ejemplificar la típica dieta occidental.

En resumen: los monos del NIA seguían una alimentación casi ideal, con vegetales y proteínas derivadas del pescado y pobre en azúcares, por lo que mantenían el peso ideal, mientras que la dieta de los de Wisconsin era rica en proteínas animales y azúcares y podían ganar peso. No es de extrañar, pues, que la restricción calórica del 30 % del estudio de Wisconsin protegiera mucho menos del envejecimiento y las enfermedades, dado que los monos con restricción se comparaban con monos alimentados de un modo muy poco saludable. Por el contrario, la dieta convencional de los monos del NIA era lo bastante saludable como para que su restricción del 30 % no cambiase mucho su condición frente al envejecimiento y gran parte de las enfermedades.

## DIETA, PREVENCIÓN Y TERAPIA DE LOS TRASTORNOS CARDIOVASCULARES EN EL HOMBRE

En el capítulo 4 se describe la Dieta de la Longevidad ideal para la prevención de las enfermedades cardiovasculares, basada en el sistema de los Cinco Pilares de la Longevidad, que también toman en consideración las investigaciones sobre la longevidad y las enfermedades de los monos recién mencionadas. Pero hay dietas que incluyen versiones mucho más «permisivas» de la Dieta de la Longevidad y generan efectos beneficiosos ampliamente estudiados. Hay que tener en cuenta que la dieta mediterránea, incluso en su versión más eficaz, que describo a continuación, tiene efectos limitados sobre la prevención y la terapia de las enfermedades relacionadas con el envejecimiento. Los resultados que demuestran su eficacia atañen sobre todo a uno de los Cinco Pilares, el epidemiológico, mientras que los ensayos clínicos y con hombres y animales que prueben los efectos de la dieta mediterránea respecto a la longevidad sana todavía son muy limitados. Los estudios sobre centenarios indican, incluso, que la longevidad extrema nada tiene que ver con la dieta mediterránea, sino más bien con una serie de alimentos y cantidades de los mismos que solo son comunes en algunos tipos de dietas mediterráneas. Reitero, pues, mi consejo de adoptar la Dieta de la Longevidad descrita en el capítulo 4; quienes no sean capaces de ceñirse a esta estrategia alimentaria pueden añadir algunos componentes permitidos por la dieta mediterránea.

En general, la dieta mediterránea ideal tiene las siguientes características:

Consumo abundante de:
- aceite de oliva;
- legumbres;
- cereales;
- fruta (limitada en la Dieta de la Longevidad);
- verdura y
- pescado.

Consumo moderado de:
- quesos (ausentes o muy escasos en la Dieta de la Longevidad);
- yogur (consumo mínimo en la Dieta de la Longevidad) y
- vino.

Consumo limitado de:
- carne y derivados de la carne (ausentes en la Dieta de la Longevidad);
- leche (ausente en la Dieta de la Longevidad) y
- huevos (ausentes o escasos en la Dieta de la Longevidad).

No es de extrañar que muchos estudios asocien la dieta mediterránea con una reducción de la incidencia de enfermedades crónicas como las cardiovasculares.[5]

Cuando Francesco Sofi y sus colaboradores analizaron los datos recogidos entre 4,1 millones de individuos descubrieron que cuanto mayor era la adhesión a la dieta mediterránea, menor era el riesgo de enfermedades cardiovasculares.[6]

Como ya se ha explicado a propósito de la Dieta de la Longevidad, el consumo de aceite de oliva y frutos secos está asociado a la longevidad y a la protección frente a las enfermedades. Para asegurarse de que dichos ingredientes protegen realmente de estas, Ramón Estruch y sus colaboradores examinaron a 7.447 hombres y mujeres que tenían entre cincuenta y ocho y ochenta años y riesgo de contraer enfermedades cardiovasculares. Estos sujetos consumían una dieta mediterránea enriquecida con un litro de aceite de oliva semanal o 30 gramos diarios de frutos secos (15 gramos de nueces, 7,5 gramos de avellanas y 7,5 gramos de

5. F. Sofi, F. Cesari *et al.*, «Adherence to Mediterranean Diet and Health Status: Meta-Analysis », *British Medical Journal*, septiembre de 2008; M. A. Martinez-Gonzalez, M. Bes-Rastrollo *et al.*, «Mediterranean Food Pattern and the Primary Prevention of Chronic Disease: Recent Developments», *Nutrition Reviews*, mayo de 2009; F. Sofi, R. Abbate *et al.*, «Accruing Evidence on Benefits of Adherence to the Mediterranean Diet on Health: an Updated Systematic Review and Meta-Analysis», *American Journal of Clinical Nutrition*, noviembre de 2010.

6. F. Sofi, C. Macchi *et al.*, «Mediterranean Diet and Health Status: an Updated Meta-Analysis and a Proposal for a Literature-Based Adherence Score», *Public Health Nutrition*, diciembre de 2014.

almendras). Los sujetos del grupo de control, en cambio, consumían una dieta con un contenido limitado de grasas.[7] Se observó una reducción de los problemas cardiovasculares (ictus, ataque cardíaco, etcétera) en los dos grupos que seguían una dieta mediterránea enriquecida con aceite de oliva o con frutos secos, lo que confirmó los resultados ya conocidos.[8] El estudio del mismo grupo durante más de cinco años reveló que el consumo de grasas mono o poliinsaturadas, como las del aceite de oliva y otros aceites vegetales, se asociaba a una reducción de las enfermedades cardiovasculares, mientras que una dieta rica en grasas saturadas y trans aumentaba su incidencia.[9] Por último, el consumo de grasas saturadas derivadas del pescado y los vegetales se asociaba a una reducción de las enfermedades y las muertes debidas a problemas cardiovasculares.[10]

7. R. Estruch y E. Ros, «Mediterranean Diet for Primary Prevention of Cardiovascular Disease», *New England Journal of Medicine*, agosto de 2013; M. Guasch-Ferre, N. Babio *et al.*, «Dietary Fat Intake and Risk of Cardiovascular Disease and All-Cause Mortality in a Population at High Risk of Cardiovascular Disease», *American Journal of Clinical Nutrition*, diciembre de 2015.

8. B. Bendinelli, G. Masala *et al.*, «Fruit, Vegetables, and Olive Oil and Risk of Coronary Heart Disease in Italian Women: the EPICOR Study», *American Journal of Clinical Nutrition*, febrero de 2011; G. Buckland, N. Travier *et al.*, «Olive Oil Intake and Breast Cancer Risk in the Mediterranean Countries of the European Prospective Investigation into Cancer and Nutrition Study», *International Journal of Cancer*, noviembre de 2012; Y. Bao, J. Han, *et al.*, «Association of Nut Consumption with Total and Cause-Specific Mortality», *The New England Journal of Medicine*, noviembre de 2013.

9. M. Guasch-Ferre, N. Babio *et al.*, «Dietary fat intake...», art. cit.

10. *Ibidem*.

Un estudio de Harvard ya mencionado, que recabó datos de más de 20.000 decesos, 5.204 de ellos causados por enfermedades cardiovasculares, en una muestra de casi 130.000 personas de ambos sexos, indica que el grupo que recibía una alimentación pobre en carbohidratos y rica en proteínas de origen sobre todo animal (leche, carne roja, huevos, etcétera) tenía un riesgo 50 % mayor de muerte, y en particular del 40 % más a causa de enfermedades cardiovasculares.[11] Si la dieta de base vegetal era pobre en carbohidratos, no estaba asociada a un riesgo mayor de enfermedades cardiovasculares; al contrario, al parecer reducía su incidencia.

Otro estudio, con el seguimiento de una amplia muestra de personas que habían sufrido 1.057 ictus y 2.959 cardiopatías isquémicas (IHD), indicaba que una ingesta abundante de proteínas animales agravaba dichas enfermedades, mientras que un mayor consumo de proteínas vegetales tenía un efecto protector.[12]

Como hemos demostrado en nuestras investigaciones y han confirmado otros, por lo general quien consume muchas proteínas de origen vegetal consume menos, o muchas menos, proteínas en general. De modo que la menor incidencia de enfermedades en los grupos que ingieren muchas proteínas vegetales podría deberse tanto a los efectos

11.  T. T. Fung, R. M. van Dam, S. E. Hankinson, M. Stampfer, W. C. Willett y F. B. Hu, «Low-Carbohydrate Diets...», art. cit.

12.  S. R. Preis, M. J. Stampfer *et al.*, «Dietary Protein and Risk of Ischemic Heart Disease in Middle-Aged Men», *The American Journal of Clinical Nutrition*, 92, noviembre de 2010.

beneficiosos de la comida de origen vegetal, como al menor consumo de proteínas con respecto a las personas que consumen gran cantidad de carne roja, leche, etcétera. En su estudio con 43.396 mujeres suecas, Pagona Lagiou y sus colaboradores observaron un aumento del 5 % en la incidencia de enfermedades cardiovasculares por cada 5 gramos más de proteínas y 20 gramos menos de carbohidratos consumidos.[13]

En otra investigación realizada con 2.210 casos de infarto no fatal y 952 muertes debidas a patologías cardíacas, se llegó a la conclusión de que una dieta rica en carne roja y grasas está relacionada con un fuerte riesgo de enfermedades cardíacas en la mujer, mientras que la introducción de frutos secos y alubias reduce dicho riesgo.[14]

## ESTRATEGIAS ALIMENTARIAS PARA LA TERAPIA DE LAS CARDIOPATÍAS CORONARIAS

Ya he contado la historia de mi director de tesis en la universidad, el doctor Roy Walford, que se encerró con otras siete personas en Biosfera 2, en el desierto de Arizona, y se sometió a una restricción calórica durante gran parte de los

13. P. Lagiou, S. Sandin *et al.*, «Low Carbohydrate, High Protein Diet and Incidence of Cardiovascular Disease in Swedish Women: Prospective Cohort Study», *British Medical Journal*, 344, junio de 2012.

14. A. Pan, Q. Sun *et al.*, «Changes in Red Meat Consumption and Subsequent Risk of Type 2 Diabetes Mellitus: Three Cohorts of US Men and Women», *JAMA International Medicine*, 173, julio de 2013.

dos años del experimento.[15] La dieta que seguían, además de aportar menos de 1.800 calorías diarias, era sobre todo vegetariana y consistía en fruta, cereales, guisantes, alubias, cacahuetes, hortalizas y patatas, incluidas otras verduras, pequeñas cantidades de leche y yogur de cabra (unos 84 gramos diarios) y cantidades pequeñísimas de carne de cabra, cerdo, pescado y huevos.[16] Al término del período de restricción calórica y adopción de esta dieta, los ocho miembros de Biosfera 2 mostraron importantes cambios en los factores de riesgo de enfermedades cardiovasculares.

Después, varios estudios confirmaron estos resultados y también mostraron que la restricción calórica reduce los estados inflamatorios (CRP) y otros marcadores asociados a las enfermedades cardiovasculares.[17]

Por tanto, estas investigaciones confirman que una dieta determinada puede reducir fuertemente las enfermedades cardíacas y el ictus, así como también ser una terapia eficaz en pacientes a quienes se haya diagnosticado ya una enfermedad cardiovascular. Sin embargo, como hemos visto en el caso de los monos, la cronificación de la restricción calórica es una estrategia extrema que genera asimismo pro-

15. R. L. Walford, D. Mock, R. Verdery y T. MacCallum, «Calorie Restriction...», art. cit.

16. *Ibidem.*

17. R. L. Walford, D. Mock, R. Verdery y T. MacCallum, «Caloric Restriction...», art. cit.; L. Fontana, T. E. Meyer, S. Klein y J. O. Holloszy, «Long-Term Calorie Restriction is Highly Effective in Reducing the Risk for Atherosclerosis in Humans», *PNAS*, abril de 2004.

blemas. Por ejemplo, como ocurrió en el grupo de Biosfera 2, después de una restricción calórica crónica, el índice de masa corporal (IMC) bajó a 19, incluso en los hombres. Si pensamos que el IMC de un superviviente del Holocausto estaba en torno a 14,2, un IMC de 19 para un hombre, aunque no era tan grave, se acerca a un estado de deterioro que puede acarrear consecuencias negativas en aspectos como la capacidad de cicatrización de las heridas o de combatir las infecciones.

| Factor de riesgo | Antes del experimento | Durante la restricción calórica |
|---|---|---|
| Tensión arterial (mmHg) | 108/77 | 90/58 |
| Colesterol (LDL) (mg/dl) | 105 | 60 |
| Triglicéridos (mg/dl) | 115 | 80 |
| IMC (índice de masa corporal) | 23 | 19 |
| Glucemia en ayunas (mg/dl) | 92 | 70 |

9.1. Influencia del experimento Biosfera 2 en la reducción de los factores de riesgo de las enfermedades cardiovasculares.

Debemos, por tanto, extraer las enseñanzas de estas investigaciones sobre la restricción calórica, pero también de los distintos tipos de dieta mediterránea, y aprovecharlas para idear estrategias alimentarias y de otro tipo que den resultados positivos, pero sin provocar una pérdida excesiva de peso ni los efectos colaterales potencialmente graves que generan dietas demasiado extremas.

## NUTRICIÓN Y TERAPIA DE LAS PATOLOGÍAS CARDIOVASCULARES

Son muchos los estudios realizados acerca de las estrategias alimentarias en la terapia de las enfermedades cardiovasculares. Un ensayo clínico con un grupo de personas reveló que una dieta sin alimentos de origen animal ni cafeína, un 10 % de calorías de grasas procedentes de cereales, fruta, alubias, legumbres o soja y derivados y solo 12 gramos de azúcar diarios, combinada con ejercicio físico bajo o moderado y gestión del estrés, reduce el riesgo de desarrollar aterosclerosis coronaria al cabo de un solo año.[18] En esta investigación, 23 de cada 28 pacientes que seguían la dieta mostraron una regresión de la aterosclerosis, mientras que la salud de los miembros del grupo de control empeoraba.[19] Esta dieta se llama «Dieta Ornish» en honor a Dean Ornish, el médico que dirigió el experimento y fue el primero en formularla.

Después de cinco años de Dieta Ornish, una TEP (tomografía por emisión de positrones) reveló que en el grupo que la seguía las anomalías asociadas con patologías cardíacas habían remitido con respecto a las del grupo de control. El dato se refería al examen efectuado tanto en reposo como en condiciones de inducción farmacológica de estrés cardíaco.[20]

18. D. Ornish, «Intensive Lifestyle Changes for Reversal of Coronary Heart Disease», *JAMA*, diciembre de 1998.

19. D. M. Ornish, S. E. Brown, L. W. Scherwitz, *et al.*, «Can Lifestyle Changes Reverse Coronary Atherosclerosis? The Lifestyle Heart Trial», *Lancet*, 336, 1990.

20. K. L. Gould, D. Ornish, L. Scherwitz *et al.*, «Changes in Myocar-

El cirujano Caldwell Esselstyn ha ideado una dieta similar, experimentada primero con un reducido número de
pacientes y luego con una muestra más amplia de personas
a quienes se había diagnosticado una enfermedad cardiovascular. Se trata de una dieta parecida a la de Ornish sin
carne roja, pollo, pescado, lácteos, aceite (ni siquiera de
oliva), frutos secos ni aguacate. Se permiten verduras,
como las de hoja, tubérculos y hortalizas de colores (rojas,
naranjas, etcétera), legumbres como alubias, lentejas, guisantes, etcétera, cereales integrales y sus derivados como
pasta, pan, etcétera y fruta.

El objeto de la Dieta Esselstyn es mantener el colesterol
en niveles muy bajos. En su primer ensayo Esselstyn reunió
a 24 pacientes con graves patologías coronarias y les hizo
un seguimiento de doce años. En los 18 individuos que siguieron la dieta durante todo el período, la enfermedad
dejó de progresar o remitió. Al cabo de doce años, 17 de
los 18 pacientes mantuvieron los niveles de colesterol en
145 mg/dl.

Pero las dietas Esselstyn y Ornish tienen limitaciones
importantes. En primer lugar, como son muy restrictivas,
no pueden tener mucha aceptación y, por tanto, pocos las
practicarán. En segundo lugar, ninguna toma en consideración los datos sobre el consumo de frutos secos y otras
grasas de origen vegetal como el aceite de oliva, ni sobre el
consumo de pescado, en particular el azul, como el sal-

---

dial Perfusion Abnormalities by Positron Emission Tomography after Long-
term, Intense Risk Factor Modification», *JAMA*, 274, septiembre de 1995.

món, que se han asociado a una reducción de las enfermedades cardíacas, no a un aumento.[21] El consumo de pescado, aceite de oliva y frutos secos está muy extendido en
algunas de las poblaciones más longevas del mundo, como
los adventistas de Loma Linda (California), los griegos de
Icaria y los italianos de Calabria y Cerdeña. En cuanto a los
habitantes de Okinawa, aunque no consumen gran cantidad de aceite de oliva, sí comen frutos secos y pescado.

La bondad de estos ingredientes no solo está confirmada por estudios epidemiológicos, clínicos y con los centenarios, sino que además los realizados sobre la restricción
calórica en el hombre, lejos de prohibir los frutos secos, el
aceite de oliva, el pescado y otras grasas, señalan importantes disminuciones del nivel de colesterol total (125 mg/dl)
y colesterol LDL (60 mg/dl), en ambos casos muy inferiores a 150 (total) y 80 (LDL), que Esselstyn considera óptimos de este factor de riesgo y son un importante factor de
protección contra las patologías.

En resumen: aunque la Dieta Esselstyn y más aún la
Dieta Ornish son claramente eficaces en la terapia de las
enfermedades cardiovasculares, la dieta que propongo al
final de este capítulo introduce algunos cambios que tie-

---

21. L. J. Appel, F. M. Sacks *et al.*, «Effects of Protein, Monounsatu-
rated Fat, and Carbohydrate Intake on Blood Pressure and Serum Lipids:
Results of the OmniHeart Randomized Trial», *JAMA*, noviembre de 2005;
B. Bendinelli, G. Masala *et al.*, «Fruit, Vegetables, and Olive Oil...», art.
cit.; G. Buckland et al., «Olive Oil Intake and Mortality within the Spanish
Population (EPIC-Spain)», *American Journal of Clinical Nutrition*, julio de
2012; M. Guasch-Ferre, N. Babio *et al.*, «Dietary Fat Intake and Risk of
Cardiovascular...», art. cit.

nen en cuenta cada uno de los Cinco Pilares de la Longevidad. Mi propuesta permite introducir en la alimentación una cantidad relativamente alta de frutos secos, aceite de oliva y algunas clases de pescado como el salmón, con un contenido alto de ácidos grasos omega-3. También propongo reducir el consumo de fruta, que contiene mucho azúcar, limitar el de pasta y pan y reducir el aporte diario de proteínas, que otros investigadores y yo hemos asociado a un alto riesgo de enfermedades relacionadas con el envejecimiento, entre las que se cuentan, justamente, las cardiovasculares.

## LA DIETA QUE IMITA EL AYUNO PERIÓDICA EN LA PREVENCIÓN Y LA TERAPIA DE LAS ENFERMEDADES CARDIOVASCULARES

Como he señalado varias veces en los capítulos anteriores, los esfuerzos de mi laboratorio se han centrado en definir estrategias sencillas, muy eficaces y que eviten los cambios demasiado bruscos de alimentación. Lo mismo que en el caso de otras enfermedades, nuestra manera de abordar las cardiovasculares no consiste en bloquear la actividad de enzimas, como las que intervienen en la síntesis del colesterol o como la angiotensina, que convierte la enzima que influye en la tensión arterial. El objetivo de nuestro método, confirmado por estudios con animales, es despertar la capacidad de nuestro cuerpo de activar la regeneración y el rejuvenecimiento de las células a fin de mejorar su funcionamiento.

Como en el caso de los efectos sobre los factores de riesgo en el cáncer y la diabetes, los efectos de la Dieta que Imita el Ayuno periódica sobre los factores de riesgo de enfermedades cardiovasculares son considerables.[22]

Cuando hemos experimentado este método en el hombre, en un estudio coordinado por los investigadores de mi equipo Sebastian Brandhorst y Min Wei, el grupo que seguía la Dieta que Imita el Ayuno mostró marcadores de enfermedades cardiovasculares y de inflamación más bajos mientras siguió la dieta, además de una reducción del peso y la grasa abdominal sin pérdida de masa muscular.[23] Tres ciclos de Dieta que Imita el Ayuno una vez al mes durante cinco días, seguidos de una vuelta a la alimentación normal, se saldaron con una reducción media del perímetro abdominal de 4 cm en todos los participantes en el estudio.

En general, los ciclos de Dieta que Imita el Ayuno resultaron mucho más eficaces en los individuos que presentaban altos factores de riesgo de patologías cardiovasculares; por ejemplo, la tensión arterial sistólica bajaba a unos 7 mmHg en los sujetos con hipertensión moderada, y los triglicéridos se redujeron a 25 mg/dl en los sujetos con triglicéridos altos, mientras que el colesterol malo (LDL) bajó hasta 22 mg/dl en los sujetos de riesgo. Además, en casi todos los sujetos estudiados, tres ciclos de Dieta Imitadora del Ayuno situaron en valores normales los niveles de CRP,

22. S. Brandhorst, I. Y. Choi *et al.*, «A Periodic Diet that Mimics Fasting Promotes Multi-System Regeneration, Enhanced Cognitive Performance, and Healthspan», *Cell Metabolism*, julio de 2015.

23. *Ibidem.*

uno de los principales indicadores de riesgo de enfermedades cardiovasculares (figura 9.2). Como ya se ha recordado
a propósito de otras patologías, los ciclos de Dieta que
Imita el Ayuno también redujeron de forma importante los
niveles del factor de crecimiento IGF-1, que asimismo está
implicado en los trastornos cardiovasculares.

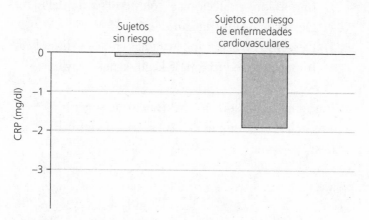

9.2. El CRP, un factor de riesgo de enfermedades cardiovasculares, se
reduce después de tres ciclos de Dieta que Imita el Ayuno.

## EN RESUMEN: DIETA QUE IMITA EL AYUNO
### Y ENFERMEDADES CARDIOVASCULARES, RESULTADOS
### DE LAS PRUEBAS CLÍNICAS, PREVENCIÓN Y TERAPIA

En los ensayos clínicos que hemos realizado con cien pacientes, los ciclos de la Dieta que Imita el Ayuno han surti-
do efecto sobre muchos de los principales factores y marcadores de riesgo que contribuyen a las enfermedades

cardiovasculares o están relacionados con ellas, sobre todo en sujetos de riesgo:

1) Reducción de la grasa y del perímetro abdominal.
2) Importante reducción del factor de riesgo inflamatorio CRP.
3) Importante reducción del colesterol total y del LDL.
4) Descenso de los triglicéridos.
5) Descenso de la tensión arterial sistólica y diastólica.
6) Importante reducción de la glucemia en ayunas.

Por tanto, estas son las directrices que sugerimos para la prevención y la terapia de las enfermedades cardiovasculares:

*Prevención*

1) Seguir la Dieta de la Longevidad descrita en el capítulo 4 y practicar ejercicio físico según se describe en el capítulo 5.
2) Seguir periódicamente una Dieta que Imita el Ayuno. La periodicidad debería ser de una vez cada seis meses en el caso de personas con buena salud y libres de factores de riesgo de enfermedades cardiovasculares, y una vez al mes en el de quienes presenten varios factores de riesgo de enfermedades cardiovasculares, incluido un historial familiar de patologías cardíacas, ictus, etcétera.

## *Terapia*

1) La estrategia ideal, pero también la más segura, consiste en tomar elementos de las dietas Esselstyn, Ornish, Walford y de la Longevidad (véase el capítulo 4) y combinarlos con los resultados obtenidos en los amplios ensayos clínicos mencionados al principio de este capítulo. En resumen:

a) **No** a la carne roja, al pollo o a otras carnes.

b) **Sí** al pescado.

c) **No** a los lácteos.

d) **Sí** a gran cantidad de verdura, preferiblemente biológica.

e) **Sí** a las legumbres (alubias, lentejas, garbanzos, guisantes, etcétera).

f) **Sí** a los cereales integrales, como pasta y pan, pero menos de 100 gramos diarios.

g) **De acuerdo** con la fruta, pero un promedio de menos de una pieza diaria (una manzana, una naranja, dos puñados de moras, arándanos, fresas, etcétera).

h) **Sí** al aceite de oliva (unos 80 gramos diarios).

i) **Sí** a los frutos de cáscara (unos 30 gramos diarios de nueces, almendras o avellanas).

j) **No comer** en un intervalo superior a once horas (por ejemplo de 8 a 19) (véase el capítulo 4).

k) **Si** el índice de masa corporal es 25, dos comidas diarias más un tentempié con bajo contenido de azúcares y alto contenido de fibras y un máximo de 100 calorías (véase el capítulo 4).

l) **Reducir** el azúcar (menos de 10 gramos de azúcar añadido al día).

m) **Introducir** unos 0,7-0,8 gramos diarios de proteínas por kilo de peso corporal. Si el peso es 45 kg serán unos 37 gramos diarios de proteínas, 30 de ellos consumidos en una sola comida para maximizar la síntesis en los músculos (véase el capítulo 4).

n) **Hacer ejercicio físico** según como se explica en el capítulo 5.

Esta dieta es distinta de la Ornish, que limita al 10 % las calorías procedentes de las grasas, porque permite ingerir cantidades relativamente altas de grasas del aceite de oliva, de los frutos secos (con más de 300 calorías diarias) y del pescado. Aunque este consumo de aceite de oliva es inferior al que permite el estudio de Estruch (un litro semanal de aceite de oliva), resulta protector contra las enfermedades cardiovasculares y supone un compromiso que tiene en cuenta el trabajo de varias décadas y las pruebas aportadas por Ornish y Esselstyn, quienes aconsejan una ingesta de grasas muy reducida, y también algunos estudios más recientes. En realidad hay pocas pruebas de que reducir el aceite de oliva y los frutos secos pueda generar un efecto positivo, de modo que he llegado a un compromiso razonable, apoyado en gran cantidad de datos clínicos y epidemiológicos.

Hable con su médico sobre los tratamientos convencionales, que pueden incluir medicinas y operaciones quirúrgicas, pero sugiérale que, cuando sea factible, tome en consideración, como estrategia alternativa o integrativa, una intervención de tipo alimentario como la aquí indicada.

Haga una Dieta que Imita el Ayuno al mes, pero recuérdele a su médico que los fármacos contra la hipertensión no deben ingerirse junto con la Dieta que Imita el Ayuno, a menos que haya certeza de la que tensión arterial se mantendrá en niveles normales.

# 10

# Alimentación y Dieta que Imita el Ayuno en la prevención y terapia del Alzheimer y otras enfermedades neurodegenerativas[1]

Quiero dar las gracias, por la lectura y los consejos referentes a este capítulo, al doctor Markus Bock, neurólogo y experto en dietas cetogénicas e imitadoras de ayuno en el Centro de Medicina Complementaria del Hospital Universitario Charité de Berlín.

El estudio del cerebro y las enfermedades neurodegenerativas ha sido siempre uno de los temas que más me ha apasionado, pues, al igual que el envejecimiento, estas enfermedades plantean enormes desafíos a la ciencia.

En particular, el cerebro padece dos de las patologías más devastadoras: el mal de Alzheimer y el de Parkinson. Como prefiero limitarme a las patologías para las que estamos llevando a cabo tanto una investigación básica como ensayos clínicos, aquí me ocuparé solo del Alzheimer y de cómo la alimentación y las Dietas que Imitan el Ayuno pue-

---

1. Los contenidos de este capítulo no deben utilizarse para hacer autodiagnósticos ni como terapias para enfermedades, pero pueden mostrarse a un médico especialista para que las considere con vistas al tratamiento de una patología.

den influir en su incidencia y su progresión. El Parkinson es otra de las enfermedades que estamos investigando, pero todavía no hemos acabado nuestros estudios al respecto y, por tanto, no lo mencionaremos aquí, aunque haya fundadas esperanzas de que la Dieta de la Longevidad y la Dieta que Imita el Ayuno también puedan ser eficaces en su caso.

## LA ENFERMEDAD DE ALZHEIMER

La enfermedad de Alzheimer agrupa al 60-80 % de las demencias y se caracteriza por una pérdida de memoria que llega a interferir con las actividades diarias normales de la persona. En la fase inicial, a los pacientes les cuesta recordar informaciones recientes, dado que la enfermedad afecta a la región del cerebro asociada con el aprendizaje. En fases posteriores, manifiestan desorientación (olvidan dónde viven), cambios de humor o comportamiento (rabia o pérdida de las inhibiciones) y se muestran confundidos a la vez que desconfiados con sus familiares y las personas que los cuidan. En las últimas fases, la pérdida de la memoria se agrava y los pacientes pueden empezar a tener dificultades para hablar, caminar o incluso deglutir.

En 1997, cuando empecé a trabajar sobre el Alzheimer en el laboratorio del doctor Caleb Finch de la USC, parecía que la gran promesa para hacer frente a la enfermedad era la vacuna contra una proteína llamada beta-amiloide, que se acumula en el cerebro de los pacientes. Casi veinte años después, sin embargo, esta estrategia no ha dado ningún tratamiento eficaz y cientos de laboratorios siguen investigando posibles vías de curación.

En particular, bastaría con retrasar cinco años la edad media del diagnóstico del Alzheimer para reducir a la mitad el número de pacientes que lo padecen, pues la enfermedad se desencadenaría en una edad tan avanzada que muchos morirían antes de desarrollarla. La mayoría de los científicos coinciden en considerar que la beta-amiloide (que en esencia es basura formada por la agregación de pedazos de cierta proteína en el cerebro) está implicada de alguna manera en el Alzheimer, porque se relaciona tanto con su manifestación esporádica (es decir, independiente de una causa genética), como con su manifestación familiar (la forma hereditaria de la enfermedad, debida a determinadas mutaciones genéticas).

## LA PREVENCIÓN DEL ALZHEIMER EN RATONES

No es de extrañar que el principal factor de riesgo del Alzheimer sea la edad, ya que su incidencia crece más de cien veces entre los sesenta y los noventa y cinco años. El estudio con ratones ha sido uno de los más usados para comprender esta enfermedad, porque ciertos genes humanos reconocidos como responsables del Alzheimer pueden introducirse en el genoma de los ratones para provocar algunos síntomas observados en los enfermos que padecen dicha enfermedad en los ámbitos de la memoria y del aprendizaje.

Repito aquí lo que he escrito en el capítulo sobre el cáncer: el hecho de vernos obligados a usar ratones para identificar posibles terapias del Alzheimer es terrible, pero, al tratarse de una enfermedad humana tan devastadora y mientras no tengamos alternativa, no podemos dejar de experimentar con ratones antes de hacerlo con humanos. Gracias a los estudios con ratones, mi laboratorio ya es capaz de emprender un estudio clínico sobre el uso de la Dieta que Imita el Ayuno en la prevención y la terapia del Alzheimer. Me gustaría precisar que los ratones no parecen sufrir, y que el declive cognitivo causado por las mutaciones es mínimo y similar al que sufren la mayoría de las personas que alcanzan una edad muy avanzada.

La finalidad de este apartado no es repasar todos los estudios sobre los ratones y el Alzheimer, sino mostrar en qué se basan las dietas específicas para la prevención y la terapia de las enfermedades neurodegenerativas. El primer estudio que realizamos para tratar de retrasar la aparición del Alzheimer interviniendo sobre el gen que acelera el envejecimiento IGF-1 tenía por objeto ratones llamados «triple transgénicos», porque contaban con tres de los genes mutantes asociados al Alzheimer: APP, PS1 y tau.

Dado que en la mayoría de los casos el Alzheimer se manifiesta después de los setenta años, no queríamos recurrir a la restricción calórica de largo plazo, para evitar que los ratones desarrollaran estrategias alimentarias que no podrían asumir las personas de edad muy avanzada. Por eso decidimos regular el envejecimiento y potencialmente el rejuvenecimiento del sistema nervioso tendiendo una trampa a las células de los ratones: gracias al investigador italiano de mi laboratorio Edoardo Parrella, les suministramos una dieta normal, pero sin los 9 aminoácidos que el cuerpo humano es incapaz de sintetizar, los llamados aminoácidos esenciales (isoleucina, leucina, lisina, metionina, fenilalanina, treonina, triptófano, valina y arginina), que constituyen los componentes fundamentales de las proteínas contenidas en los alimentos. También les suministramos un excedente de aminoácidos no esenciales, los que el cuerpo humano logra sintetizar y no necesita recibir de los alimentos. De modo que la dieta experimentada era idéntica a la normal, pero con menos aminoácidos esenciales y más no esenciales. Empezamos con individuos jóvenes o de mediana edad. Alimentamos a los ratones con esta dieta, alternándola cada semana con una dieta normal. El efecto de este cambio mínimo en la alimentación fue excelente, con una reducción del 75 % de los niveles del factor pro envejecimiento y cancerígeno IGF-1 en los ratones sometidos a la dieta. Además, su efecto sobre los niveles del IGF-1 se mantenía cuando los ratones volvían a la alimentación normal.

Este resultado hace hincapié en la validez de las nutritecnologías y la utilidad de comprender los efectos de ciertos nutrientes sobre determinados genes y vías metabólicas para formular dietas que sean lo menos traumáticas posible, pero que tengan efectos sobre nuestro cuerpo comparables con los de las medicinas, sino mejores. Meses después, los ratones alimentados con esta dieta de semanas alternas daban resultados mejores en varias pruebas cognitivas: evidentemente, estaban protegidos frente a los síntomas del Alzheimer.

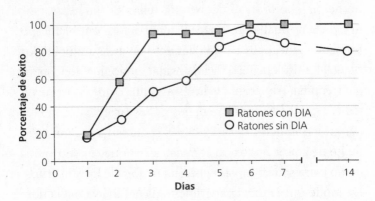

10.1. Mejora en las pruebas cognitivas de los ratones sometidos a la Dieta que imita el Ayuno.

En otro estudio que ya he mencionado, alimentamos a los ratones con una Dieta que Imita el Ayuno vegana baja en calorías solo durante cuatro días dos veces al mes (por tanto, ocho días en total), empezando por la mediana edad. Al progresar el envejecimiento, la capacidad de estos ratones de aprender y memorizar era notablemente mejor que la de los ratones que seguían una alimentación normal (figura 10.1). Las mejoras se observaron en todas las pruebas, incluidas las de coordinación motora (que consistían en introducir a los ratones en una rueda) y otras en que, para llevar a cabo una serie de tareas, debían valerse de la memoria a corto y largo plazo.

Una vez más la alimentación daba prueba de sus profundos efectos sobre los genes que desempeñan un papel crucial en el proceso de envejecimiento, incluido el del cerebro. El laboratorio Mattson del National Institute of

Aging estadounidense ha llevado a cabo varias investigaciones en este sentido, pero centrándose en el ayuno en días alternos, con ratones que comían un día con normalidad y al siguiente no comían nada. Los resultados de estos estudios, coincidentes con los de los nuestros, han demostrado que el ayuno en días alternos mejora el aprendizaje y la memoria tanto de los ratones sanos como de los que padecen Alzheimer.

Ahora ya estamos en condiciones de iniciar los ensayos clínicos para experimentar el efecto de este tipo de estrategias alimentarias en el hombre.

## PREVENCIÓN DE LA ENFERMEDAD DE ALZHEIMER EN EL HOMBRE MEDIANTE LA ALIMENTACIÓN

La Dieta de la Longevidad, cuyo fin es promover una vida más larga y a la vez más sana, está indicada para todo el mundo, porque no tiene sentido someterse a una dieta muy eficaz en la prevención del Alzheimer si, por otro lado, incentiva el cáncer o los déficits en el sistema inmunitario. No obstante, ahora que cada persona, a cambio de unos pocos cientos de euros, puede analizar su ADN y saber el tipo de enfermedades que podrían estar relacionadas con su perfil genético, es preciso idear dietas más centradas en la prevención de determinadas enfermedades. Por ejemplo, la proteína ApoE, responsable del transporte en el cuerpo del colesterol y otras moléculas semejantes, se presenta en tres formas: ApoE2, ApoE3 y ApoE4. Las personas —en particular las mujeres— que tienen dos copias (alelos) del gen ApoE4 pueden correr un riesgo hasta quince veces mayor de desarrollar Alzheimer. En efecto, mientras que en el conjunto de la población la posibilidad de enfermar de Alzheimer es superior al 40 % después de los ochenta y cinco años, para quien tiene dos copias del gen ApoE4 esta posibilidad asciende al 91 %, y la mitad de estos individuos contrae la enfermedad ya a los sesenta y ocho.[2] Sería aconsejable, por tanto, que las personas cuyos padres o abuelos padecían Alzheimer se sometiesen a una prueba genética, a fin de descubrir si corren el riesgo de tener la enfermedad. En tal caso, podrían seguir las recomendaciones alimentarias que expongo a continuación, además de la Dieta de la Longevidad y las dietas que imitan el ayuno.

## LA DIETA DE LA LONGEVIDAD CON SUPLEMENTO DE ACEITE DE OLIVA

Una de las dietas que han demostrado su eficacia contra el declive cognitivo es la misma dieta mediterránea combinada con un suplemento de aceite de oliva que, como hemos visto en el capítulo anterior, tiene propiedades protectoras frente a las enfermedades cardiovasculares.[3]

2. C. C. Liu *et al.*, «Apolipoprotein E and Alzheimer Disease: Risk, Mechanisms and Therapy», *Nature Reviews Neurology*, febrero de 2013.

3. C. Valls-Pedret *et. al.*, «Mediterranean Diet and Age-Related Cognitive Decline: A Randomized Clinical Trial», *JAMA Internal Medicine*, julio de 2015.

Entre 2003 y 2009 se llevó a cabo un estudio con 447 voluntarios de Barcelona cuyo promedio de edad era de 66,9 años, sanos desde el punto de vista cognitivo, pero con alto riesgo cardiovascular. A una parte se le asignó una dieta mediterránea con suplemento de aceite de oliva extra virgen (un litro semanal) o 30 gramos de frutos secos al día, mientras que la otra seguía una dieta de control que simplemente aconsejaba reducir las grasas alimentarias.

El primer grupo dio mejores resultados que el segundo en las pruebas cognitivas. Por tanto, en las personas mayores de sesenta años (pero probablemente también en las más jóvenes) una dieta mediterránea con suplemento de aceite de oliva o frutos secos se asocia con una mejora de las funciones cognitivas. Como la dieta mediterránea es difícil de definir, contiene elementos que no están relacionados con la longevidad sana y probablemente es demasiado débil y genérica para tener efectos determinantes sobre el sistema nervioso, en su lugar, para optimizar la salud del cerebro y retrasar o prevenir el Alzheimer, recomiendo la Dieta de la Longevidad con suplemento de aceite de oliva y frutos secos. Hay muchas similitudes entre la Dieta de la Longevidad descrita en el capítulo 4 y un tipo especial de dieta mediterránea, pero, como he explicado en el capítulo anterior, si la analizamos con arreglo a los Cinco Pilares, la segunda tiene una base mucho más reducida.

## El café

Durante mucho tiempo la relación del café con la salud y la longevidad ha sido muy controvertida. Aunque los primeros estudios lo incluían entre los factores de riesgo de una serie de dolencias relacionadas con el envejecimiento, como el cáncer y las patologías cardíacas, investigaciones posteriores, más minuciosas, indican que un consumo moderado de café podría proteger de varias enfermedades, como el mal de Parkinson, la diabetes de tipo 2 y las patologías hepáticas. No es de extrañar que, según revelan algunos estudios, el café también cumpla una función protectora frente al Alzheimer. Junxiu Liu y sus colaboradores han analizado los estudios publicados entre 1966 y 2014 sobre la relación entre consumo de café y demencias. Se trata de once ensayos realizados con más de 29.000 participantes. Mientras que, tomados en conjunto, los grupos que consumían o no café no presentaban diferencias en cuanto a riesgo de desarrollar formas de demencia (Alzheimer, etcétera), el grupo con un consumo más alto de café presentaba una reducción en torno al 30 % del riesgo de contraer esta enfermedad. Por tanto, es posible que beber tres o cuatro tazas de café al día proteja del Alzheimer, como ya se ha demostrado para el Parkinson.[4]

4. G. W. Ross *et al.*, «Association of Coffee and Caffeine Intake with the Risk of Parkinson Disease», *JAMA*, mayo de 2000.

## El uso dietético del aceite de coco

El aceite de coco contiene gran cantidad de grasas saturadas, pero a diferencia de otras grasas saturadas alimentarias, formadas sobre todo por ácidos grasos de cadena larga (de 13 hasta 21 átomos de carbono), tiene un alto nivel de ácidos grasos de cadena media (llamados MCFA o grasas con 6/12 átomos de carbono). Los MCFA se convierten fácilmente en cuerpos cetónicos, las mismas moléculas que se producen en gran cantidad durante el ayuno y que el cerebro empieza a usar como importante fuente de energía en los ayunos prolongados y cuando escasea la glucosa. Fernando y sus colaboradores analizaron los estudios centrados en la influencia potencial del coco en el Alzheimer. En una investigación sobre pacientes a quienes habían diagnosticado esta enfermedad, el consumo de 40 ml de aceite de coco virgen se asociaba con una mejora de las funciones cognitivas, en consonancia con los estudios que atribuyen al aceite de coco y a los ácidos grasos de cadena media una función protectora contra la demencia. En resumen: aunque el efecto protector del aceite de coco y de los ácidos grasos de cadena media contra la demencia aún tiene que ser confirmado por los ensayos clínicos de largo alcance, los datos hasta ahora conocidos indican que podría ser eficaz para mejorar las funciones cognitivas en los enfermos de Alzheimer.[5]

5. W. M. Fernando *et al.*, «The Role of Dietary Coconut for the Prevention and Treatment of Alzheimer's Disease: Potential Mechanisms of

## Grasas malas y enfermedad de Alzheimer

Mientras que las grasas buenas de cadena media contenidas en el aceite de coco y las grasas monoinsaturadas del aceite de oliva ejercen una aparente función protectora contra el Alzheimer, el consumo de grasas saturadas o de otro tipo, por el contrario, puede aumentar el riesgo de desarrollar la demencia. Muchos estudios indican que el consumo de gran cantidad de ácidos grasos saturados o trans incrementa el riesgo de demencia: por ejemplo, en el Chicago Health and Aging Project (CHAP), el consumo de grasas saturadas y trans se asociaba con un riesgo mayor de Alzheimer.[6] Estos datos también confirman la necesidad de adoptar la Dieta de la Longevidad, en la que casi no hay grasas saturadas y trans, que tanto abundan en los alimentos de origen animal (carne roja, mantequilla, quesos, leche entera, embutidos). La mayoría de los alimentos de origen vegetal, como la verdura, las legumbres y los frutos secos, así como muchos tipos de pescado, no contienen grasas saturadas y trans o solo en cantidades mínimas.[7]

---

Action», *British Journal of Nutrition*, julio de 2015; Y. Hu *et al.*, «Coconut Oil: Non-Alternative Drug Treatment Against Alzheimer Disease», *Nutrición Hospitalaria*, diciembre de 2015.

6. N. D. Barnard *et al.*, «Saturated and Trans Fats and Dementia: A Systematic Review», *Neurobiology of aging,* mayo de 2014.

7. M. C, Morris y C. C. Tangney, «Dietary Fat Composition and Dementia Risk», *Neurobiology of Aging*, septiembre de 2014.

## Nutrición adecuada

Muchas vitaminas y otros nutrientes se proponen como neuroprotectores, es decir, capaces de proteger las neuronas de los posibles daños. Aunque probablemente sea una simplificación, algunos estudios han señalado carencias de ácidos grasos omega-3, vitaminas del complejo B y vitaminas E, C y D en individuos a quienes se ha diagnosticado envejecimiento cerebral o demencias. Pero hasta el momento la mayoría de las investigaciones han dado respuesta negativa o han sido incapaces de demostrar una relación clara entre integración con altas dosis de estas vitaminas y nutrientes y protección contra las demencias.

No obstante, como ya se ha explicado, la dieta debería contener un nivel adecuado de alimentos ricos en todas estas sustancias. De hecho, si repasamos los estudios realizados, advertimos que los pacientes con Alzheimer tienen niveles más bajos de folatos y vitaminas A, B12, C y E. No sería de extrañar que en un futuro se descubriera que la carencia de algunas sustancias contribuye a contraer la enfermedad. En otras palabras, es posible que la integración con grandes cantidades de vitaminas o ácidos grasos no surta efectos protectores, pero la falta de ciertas vitaminas o de otros nutrientes esenciales podría acelerar la degeneración cerebral y las demencias. Los alimentos ricos en vitaminas tal vez reducirían el riesgo de enfermedad de Alzheimer. Se ha comprobado que añadir vitamina B, por ejemplo, es ineficaz salvo en países donde los ali-

mentos no están enriquecidos con una de las vitaminas B
(folato).[8]


## PESO Y PERÍMETRO ABDOMINAL ADECUADOS A LA EDAD

Como ha demostrado mi laboratorio en el caso del consumo reducido de proteínas, que protege a las personas hasta
los sesenta y cinco años pero no a las de más edad, la relación entre índice de masa corporal y prestaciones cognitivas es compleja. En los adultos jóvenes y de mediana edad,
un peso mayor va asociado a una reducción de las prestaciones cognitivas y a un mayor riesgo de demencia en edad
avanzada; en los ancianos, por el contrario, se asocia con
mejores prestaciones cognitivas y menor mortalidad. Por
tanto, como ya he insistido, si hasta los sesenta y cinco años
es importante mantener el peso corporal adecuado y un
perímetro abdominal ideal, a partir de entonces lo más
importante es mantener un peso suficiente, que incluso

8. R. Shah, «The Role of Nutrition and Diet in Alzheimer Disease:
A Systematic Review», *Journal of American Medical Directors Association,*
junio de 2013; S. Lopes da Silva *et al.*, «Plasma Nutrient Status of Patients
with Alzheimer's Disease: Systematic Review and Meta-Analysis»,
*Alzheimer's & Dementia,* julio de 2014; M. H. Mohajeri *et al.*, «Inadequate
Supply of Vitamins and DHA in the Elderly: Implications for Brain Aging
and Alzheimer-Type Dementia», *Nutrition,* febrero de 2015; E. M. Brou-
wer-Brolsma y L. C. de Groot, «Vitamin D and Cognition in Older Adults:
an Update of Recent Findings», *Current Opinion in Clinical Nutrition and
Metabolic Care,* enero de 2015; T. Cederholm, N. Salem Jr y J. Palmblad,
«Ra-3 Fatty Acids in the Prevention of Cognitive Decline in Humans»,
*Advances in Nutrition,* noviembre de 2013.

podría rozar el límite superior del índice de masa corporal y del perímetro abdominal. Por ejemplo, en los hombres un índice de masa corporal entre 22 y 23 es ideal hasta los sesenta y cinco-setenta y cinco años, pero en edades posteriores sería preferible mantenerlo entre 23 y 24, para evitar pérdida de masa muscular y otros déficits que podrían perjudicar la salud.

Este resultado se puede alcanzar aumentando el consumo de alimentos y cantidades de alimento que antes de los sesenta y cinco años no son necesariamente saludables, como huevos, quesos de oveja y cabra, leche y yogur de cabra, mayor cantidad y variedad de pescado y marisco, fruta, etcétera. Aunque también en edad avanzada hay que consumir estos alimentos moderadamente, añadirlos a la alimentación podría contribuir a prevenir la pérdida de peso y músculos, en particular si ayudan a la persona a mantener un consumo adecuado de proteínas (0,9 gramos por kilo de peso corporal), combinado con ejercicio muscular y entrenamiento (véase el capítulo 5).[9]

## LA ALIMENTACIÓN EN LA TERAPIA DEL ALZHEIMER

Algunas estrategias alimentarias sugeridas para prevenir las demencias, como tomar aceite de coco y de oliva o seguir la dieta mediterránea, podrían resultar eficaces en la

9. S. Garcia-Ptacek *et al.*, «Body Mass index in Dementia», *European Journal of Clinical Nutrition*, noviembre de 2014.

terapia de enfermos de Alzheimer, o al menos en la de quienes padecen el llamado declive cognitivo leve, que a menudo precede a la demencia.

Sin embargo, a diferencia de lo que he escrito acerca del cáncer, la diabetes y las enfermedades cardiovasculares, el papel de las estrategias alimentarias en la terapia de la enfermedad de Alzheimer y de otras formas de demencia se ha investigado poco y todavía está en discusión. Pero como el Alzheimer es una enfermedad devastadora para los pacientes y sus familias, y muchos enfermos no pueden esperar a que se lleven a cabo ensayos clínicos más amplios, mencionaré aquí algunas de las investigaciones que hemos realizado o estamos haciendo y que han demostrado eficacia con ratones, por lo que estoy seguro de que tienen posibilidades de ser eficaces también con el ser humano.

Insisto en que la finalidad de estas estrategias no es curar el Alzheimer, sino solo tratar de retrasar entre cinco y diez años, o incluso menos, su aparición.

Como se ha descrito acerca de los ratones, hemos experimentado ciclos semanales de suministro de una dieta pobre en proteínas a la que se añadió aminoácidos no esenciales, alternados con ciclos semanales de dieta normal y rica en proteínas. Con la ayuda de un neurólogo experto, podría someterse a los enfermos de Alzheimer a ciclos de una dieta pobre en proteínas (0,2-0,3 gramos por kilo de peso corporal) una semana sí y otra no, alternándolos con una dieta relativamente rica en proteínas (1 gramo por kilo de peso corporal). El paciente adoptaría una dieta a base de hidratos de carbono complejos (verduras, etcétera) y grasas saludables (nueces, salmón, aceite de oliva, etcétera) sin carne, pescado, huevos, leche ni queso, y con pocas legumbres durante una semana, seguida de una Dieta de la Longevidad muy nutritiva durante otra semana. La dieta debería incluir una dosis diaria de aceite de coco (40 ml) y, en la semana de alimentación normal, salmón y otro pescado rico en omega-3 al menos tres veces semanalmente, evitando los pescados que pueden contener mucho mercurio (pez espada, atún, etcétera).

Estos ciclos, en que se alternan semanas pobres y semanas ricas en proteínas, se prolongarían por lo menos seis meses para ver si: uno, las capacidades cognitivas mejoran; dos, el paciente mantiene un peso y una masa muscular normales y no desarrolla otros síntomas.

Solo un neurólogo especializado en Alzheimer puede decidir si es conveniente llevar a cabo este experimento. Hay que explicarle al paciente y a su familia que se trata de una estrategia que aún no se ha sometido a experimentación clínica y que podría implicar riesgos, pues antes de declararla segura y eficaz hay que llevar a cabo ensayos con muestras cuantitativamente significativas de pacientes.

Si los pacientes pierden más del 10 % de peso corporal o de masa muscular, habrá que aplazar la dieta, dándoles tiempo para que recuperen el peso y la masa muscular adecuados.

Otra opción no exenta de riesgos es adoptar la Dieta que Imita el Ayuno mensual, que hemos experimentado con sujetos de edades comprendidas entre los veinte y los setenta años como máximo, pero todavía no se ha ensayado con personas de edad más avanzada ni con enfermos de

Alzheimer (véase el capítulo 4). Aunque aún no se han publicado estos resultados, hemos observado una mejora de las prestaciones cognitivas en sujetos sometidos a tres ciclos de la Dieta que Imita el Ayuno mensual: un resultado acorde con los poderosos efectos de la misma dieta, suministrada a ratones dos veces al mes a partir de la mediana edad, en relación con la regeneración neuronal y la mejora de las prestaciones cognitivas cuando los ratones envejecieron.[10]

Repito que son intervenciones arriesgadas o potencialmente muy arriesgadas en sujetos de edad avanzada, sobre todo si son endebles, pesan poco o han perdido peso a medida que la enfermedad avanzaba. Los pacientes también deberían seguir una dieta de base vegetal muy rica en nutrientes, pero asimismo relativamente rica en proteínas (0,9 gramos por kilo de peso corporal), entre cada ciclo de Dieta que Imita el Ayuno.

Estas estrategias deberían tomarse en consideración cuando no hubiera otras opciones posibles y siempre siguiendo las recomendaciones de un neurólogo, a fin de adoptar todas las precauciones necesarias.

## ACTIVIDAD FÍSICA Y LECTURA

Además de los cambios en la dieta, se ha demostrado que mantener activos la mente y el cuerpo también protege de

10.  S. Brandhorst *et al.*, + V.D. Longo, «A Periodic Diet...», art. cit.

las demencias relacionadas con el envejecimiento. En una reseña de los estudios sobre actividad física y demencia realizados con ochocientos pacientes y 18 ensayos clínicos se ha llegado a la conclusión de que la actividad física, en particular los ejercicios aeróbicos (carrera, natación, etcétera) mejoran las funciones cognitivas en pacientes con demencia (véanse las indicaciones del capítulo 5).[11]

Mantenerse en forma es importante para prevenir, pero también para retrasar la progresión de las demencias. Por supuesto, tratándose de individuos débiles o muy viejos, la carrera y la natación se podrían sustituir por la bicicleta estática (aumentando la resistencia de los pedales), o por actividades parecidas que no provoquen daños físicos al paciente.

La otra actividad importante que ha demostrado su eficacia en el combate contra el Alzheimer y otras demencias es el entrenamiento cerebral. La lectura, los rompecabezas y los juegos electrónicos son ejercicios que mejoran las funciones cognitivas y ayudan a prevenir o retrasar la aparición de demencias.[12]

11. C. Groot *et al.*, «The Effect of Physical Activity on Cognitive Function in Patients with Dementia: A Meta-Analysis of Randomized Control Trials», *Ageing Research Reviews*, enero de 2016.

12. B. Y. Li *et al.*, «Mental Training for Cognitive Improvement in Elderly People: What have We Learned from Clinical and Neurophysiologic Studies?», *Current Alzheimer Research*, julio de 2015.

EN RESUMEN: PREVENCIÓN Y TERAPIA DE LAS
ENFERMEDADES NEURODEGENERATIVAS

Estas son las directrices enfocadas a personas con alto riesgo de desarrollar demencias (por antecedentes familiares, por deterioro cognitivo precoz).

*Prevención*

1) Adoptar la Dieta de la Longevidad que se describe en el capítulo 4 y las dietas que imitan el ayuno que se describen en el capítulo 6.
2) Adoptar una dieta rica en aceite de oliva (50-100 ml diarios) y de frutos secos (30 gramos diarios).
3) Beber café (en el caso de individuos con riesgo relativamente bajo, de una a dos tazas diarias; en el de individuos con riesgo alto, hasta tres o cuatro diarias, pero previa consulta al médico).
4) Ingerir 40 ml diarios de aceite de coco.
5) Evitar grasas saturadas y trans.
6) Evitar todos los alimentos de origen animal, a excepción del pescado con bajo contenido en mercurio y la leche/el queso de oveja y de cabra.
7) Consumir alimentos ricos en nutrientes: omega-3, vitaminas del grupo B, vitaminas E, C y D.
8) Consumir diariamente un suplemento vitamínico.

*Terapia*

La terapia propuesta debe contar con la aprobación del neurólogo especialista. Hay que hablar con el médico sobre las estrategias señaladas arriba, que comprenden:

1) Seguir todas las indicaciones alimentarias mencionadas para la prevención de la demencia.

2) Practicar ciclos de restricción proteínica y reducción de la ingesta de aminoácidos esenciales, con aporte calórico normal y Dieta que Imita el Ayuno periódica.

Insisto en que las dietas con reducción calórica o de otros nutrientes son potencialmente peligrosas en el caso de personas de edad muy avanzada: por eso, el neurólogo debe trabajar en estrecho contacto con un dietólogo especializado, a fin de optimizar los efectos positivos para el cerebro y minimizar los colaterales.

# 11

# Alimentación y Dieta que Imita el Ayuno en la prevención y terapia de las enfermedades inflamatorias y autoinmunes[1]

Quiero dar las gracias, por la lectura y los consejos referentes a este capítulo, al doctor Markus Bock, neurólogo y experto en las dietas cetogénicas y que imitan el ayuno en el Centro de Medicina Complementaria del Hospital Universitario Charité de Berlín, y al profesor Andreas Michalsen, jefe de Medicina Complementaria y del Departamento de Medicina Integrativa del mismo hospital.

Uno de los cambios que suelen relacionarse con el envejecimiento (pero pueden presentarse a cualquier edad) es el deterioro o mal funcionamiento de las células del sistema inmunitario. Un ejemplo es cuando los glóbulos blancos —como los linfocitos T, los macrófagos y los neutrófilos— producen factores como el TNF-alfa y el IL-6, que normalmente desempeñan un papel crucial en la coordinación de varias funciones inmunitarias, desde atacar y destruir bac-

---

1. Los contenidos de este capítulo no deben utilizarse para hacer autodiagnósticos ni como terapias para enfermedades, pero pueden mostrarse a un médico especialista para que las considere con vistas al tratamiento de una patología.

terias y virus, hasta atacar y eliminar las células dañadas, incluidas las tumorales. Con el envejecimiento, pero también en relación con muchas enfermedades, la producción de estos factores puede volverse irregular: las células inmunitarias los producen incluso cuando no son necesarios, provocando estados inflamatorios. El resultado puede ser una ligera inflamación sistémica (en todo el cuerpo) que tal vez favorezca la aparición de enfermedades autoinmunes, como la esclerosis múltiple o la diabetes de tipo 1, con células inmunitarias que atacan a parte del cuerpo, o enfermedades no inmunitarias, como el cáncer y las patologías cardiovasculares.

Una de las formas de averiguar si esta inflamación sistémica está en curso es medir el nivel de la proteína C reactiva (PCR, o CRP por sus siglas en inglés) en la sangre; en efecto, el hígado produce la PCR en respuesta a una inflamación sistémica. Si nos basamos en la medición de la PCR, más o menos un tercio de los adultos estadounidenses padecen una inflamación sistémica.[2] En otras palabras, un tercio de los ciudadanos estadounidenses, pero también una parte importante de italianos, europeos y de otras poblaciones que consumen la llamada «dieta occidental», sufren una disfunción sistémica debida, por un lado, al envejecimiento y, por el otro, a comportamientos poco saludables: obesidad, dieta occidental, exposición a agentes infecciosos, etcétera. Muchos italianos se hacen la ilusión de que su «die-

---

2. K. L. Ong *et al.*, «Trends in C-Reactive Protein Levels in US Adults from 1999 to 2010», *American Journal of Epidemiology*, junio de 2013.

ta mediterránea» los libra de estos problemas. Por desgracia, como ya he señalado en los capítulos anteriores, la dieta mediterránea, incluso en su forma más protectora, tiene efectos limitados sobre el envejecimiento y las enfermedades. Más preocupante aún es el hecho de que hoy día son pocos (probablemente menos del 10 %) los italianos que adoptan la forma protectora de la dieta mediterránea.

Pero los desórdenes inmunitarios más importantes son las enfermedades autoinmunes como la diabetes de tipo 1, la esclerosis múltiple, la enfermedad de Crohn, la polimialgia, la psoriasis, el lupus y la artritis reumatoide, por citar las más comunes. Un análisis reciente realizado a nivel mundial ha puesto de manifiesto que a cerca del 8-9 % de la población del planeta se le ha diagnosticado alguna de las principales enfermedades autoinmunes.[3] Un dato alarmante es que su incidencia (el número de casos nuevos diagnosticados) va en aumento desde hace años, pero en la última década se ha acelerado, con un 19 % más cada año.[4] Lo cual significa que en todo el mundo las dolencias autoinmunes se duplican cada lustro. Por supuesto, este dato se debe en parte a diagnósticos más certeros y a una mejora en la atención a la salud de las personas, pero probablemente el factor ambiental sea un componente importante.

3. G. S. Cooper *et al.*, «Recent Insights in the Epidemiology of Autoimmune Diseases: Improved Prevalence Estimates and Understanding of Clustering of Diseases», *Journal of Autoimmunity*, noviembre-diciembre de 2009.

4. A. Lerner, «The World Incidence and Prevalence of Autoimmune Diseases is Increasing», *International journal of celiac disease*, vol. 3, número 4, 2015.

## ALIMENTACIÓN Y ENFERMEDADES AUTOINMUNES

No es de extrañar que la obesidad se haya relacionado con varias enfermedades autoinmunes como la esclerosis múltiple y la artritis reumatoide, y puede que también se relacione con la enfermedad de Crohn y otras dolencias autoinmunes del intestino.[5] Dado que las células adiposas pueden asimismo ser una fuente importante de moléculas inflamatorias como las que se han mencionado antes, TNF-alfa e IL-6, el nexo entre la obesidad y las enfermedades autoinmunes podría ser la grasa, abdominal o no, acumulada en el cuerpo. Esta grasa puede producir sin cesar moléculas que estimulan las respuestas inmunitarias, las cuales, a su vez, hacen que las células inmunitarias ataquen a sus propias células.

Se cree que el elevado consumo de sal favorece la aparición de enfermedades autoinmunes porque puede activar las células T, principales responsables de varias autoinmunidades. Es preciso estudiar más a fondo el papel de la sal en los desórdenes del sistema inmunitario, pero, dado que también interviene en las patologías cardiovasculares, es aconsejable que la dieta de aquellas personas a quienes se ha diagnosticado una enfermedad autoinmune, o corren un riesgo elevado de padecerla, sea baja en sal.

La alimentación también puede afectar a nuestro sistema inmunitario alterando la flora bacteriana intestinal, la

5. A. Manzel *et al.*, «Role of "Western Diet" in Inflammatory Autoimmune Diseases», *Current Allergy and Asthma Reports*, enero de 2014.

llamada microbiota. Se ha comprobado que la dieta occidental puede provocar efectos graves en el tipo de bacterias del intestino, que a su vez son capaces de regular varias
células inmunitarias.[6] La población bacteriana del intestino de las personas que siguen una alimentación occidental
basada en productos de origen animal, que fomenta la inflamación, puede modificarse enseguida en una población
menos «inflamatoria» si se pasa en breve plazo a una dieta
de base vegetal (dieta vegana).[7]

## A LA MESA DE NUESTROS ANTEPASADOS

Un factor potencial menos conocido del aumento de las
enfermedades autoinmunes es el tipo de alimentos que
consumimos. Aunque en mi laboratorio solo estamos en
los albores de las investigaciones sobre este tema, sospe-
chamos que ciertos componentes de la alimentación pueden desencadenar respuestas autoinmunes. Por ejemplo,
el consumo de leche de vaca en los niños se ha asociado
con una fuerte respuesta autoinmune contra las células
pancreáticas que fabrican la insulina.[8]

6. *Ibidem*.

7. A. Lawrence *et al.*, «Diet Rapidly and Reproducibly Alters the
Human Gut Microbiome», *Nature* 505, enero de 2014.

8. M. M. Lamb *et al.*, «The Effect of Childhood Cow's Milk Intake
and HLA-DR Genotype on Risk of Islet Autoimmunity and Type 1 Diabetes: The Diabetes Autoimmunity Study in the Young», *Pediatric Diabetes*,
febrero de 2015.

En general, los conocimientos de que disponemos sobre este particular son muy escasos. Algunos han tratado de asociar el grupo sanguíneo con una dieta «ideal», pero las pruebas de que a partir del grupo sanguíneo pueda deducirse una dieta que optimice la duración de la vida con buena salud son muy limitadas, y aún más las que establecen un nexo con las enfermedades autoinmunes.

Llegará el día en que se pueda partir del ADN (el genoma) de cada uno de nosotros para saber cuál es nuestra alimentación ideal y, por el contrario, qué alimentos debemos evitar porque podrían provocar respuestas autoinmunes o intolerancias. De momento sugiero que «nos sentemos a la mesa de nuestros antepasados». Averigüemos de dónde proceden nuestros padres, abuelos y bisabuelos, y qué solía comerse en sus lugares de procedencia. Después, para deducir nuestro estilo alimentario, podemos cruzar esos alimentos con el tipo de alimentación que se describe en el capítulo 4, tomando la precaución, como también se recuerda en el citado capítulo, de ingerir asimismo todas las vitaminas, todos los minerales y todos los ácidos grasos esenciales (como los omega-3), así como las proteínas suficientes pero no excesivas derivadas de los vegetales (como las legumbres) y el pescado.

Mis cuatro abuelos son italianos: en mi alimentación ideal abundan los tomates, las judías verdes, los garbanzos y el aceite de oliva. Aunque hay alimentos, como los tomates, que llegaron a Italia hace tan solo unos cuatrocientos años, su consumo está tan extendido en toda Italia que las posibilidades de que activen respuestas inmunitarias (es decir, de que sean alimentos inmunogénicos) es mínima, aunque tal efecto se presenta en un reducido grupo de personas.

Si mis abuelos hubieran sido de Okinawa, mi alimentación debería incluir batatas y algas; si hubieran sido alemanes, repollo y espárragos. Parece complicado pero no lo es: basta con tomarse la molestia de pedir información a padres y abuelos, o a una persona mayor que haya vivido en la misma zona que nuestros antepasados, y tratar de confeccionar una lista lo más completa posible, porque probablemente cada comida se seleccionó como parte de un cuadro nutricional completo. Aunque en un pueblecito como el de mis padres en Calabria no se llevó a cabo estudios científicos para determinar qué dieta era buena o mala, todos se conocían, y, si alguno presentaba carencias de vitamina B12 porque nunca comía carne ni pescado, muchos lo habrían sabido y el médico del pueblo y el resto de la población habrían aprendido el modo de evitar la carencia de tal vitamina. Asimismo, si muchos niños que beben leche de vaca tienen problemas como las patologías autoinmunes, la gente del pueblo probablemente se percataría y les daría una leche distinta, como la de cabra. Este tipo de selección de los alimentos puede resultar más fácil en los pueblos y las ciudades pequeñas, pero tampoco es difícil en las más grandes, donde la mayoría de las personas nacen, viven y mueren sin salir de ellas. Sería mucho más complicado en Estados Unidos o en metrópolis como Londres y Tokio, donde las personas no están tan pendientes de las enfermedades y costumbres alimentarias de sus vecinos y a lo mejor cambian de residencia al cabo de unos años para marcharse a otro barrio u otra ciudad.

Quiero aclarar que en este caso solo estoy formulando hipótesis, porque carezco de pruebas concretas de que el hecho de «comer en la mesa de nuestros antepasados» prevenga las enfermedades y alargue la vida. Y no debe olvidarse que no estoy proponiendo comer siempre lo que comían ellos. Hace poco una persona me escribió: «Pero, doctor Longo, mis abuelos eran de Emilia Romana y comían muchísima carne». Deberíamos escoger lo que comían nuestros antepasados, pero que esté incluido en el Dieta de la Longevidad descrita en el capítulo 4. Muchas veces no podemos esperar a disponer de estudios científicos y clínicos concluyentes, por lo que debemos adoptar estrategias basadas en hipótesis que concuerden en lo posible con todas las informaciones que tenemos a mano y no parezcan dañinas. En este caso, la hipótesis es que en un pueblo de 2.000 habitantes y en los de los alrededores, con los médicos que trabajan en ellos, se hayan podido detectar los problemas y las ventajas relacionados con el consumo de ciertos alimentos, reuniendo datos durante décadas o siglos y aprendiendo de padres y abuelos. Entonces se vería que mucha de esta información es correcta y alguna, en cambio, no, pero el peligro de adoptar esta estrategia es casi nulo, porque se trata de alimentos muy comunes y seguros que estaban en la mesa de nuestros antepasados, por lo que es muy improbable que resulten dañinos.

## ALIMENTOS QUE DEBEN EVITARSE

Como se ha recordado antes, las enfermedades autoinmunes están aumentando en todo el mundo a un ritmo sin precedentes. California probablemente sea la meca mundial de la llamada «comida saludable», que va de la col negra a la cúrcuma, de la quinua a las semillas de chía. Aunque muchos de estos ingredientes aportan vitaminas o proteínas, podrían resultar más perjudiciales que beneficiosos para muchos individuos cuyos antepasados nunca los comieron. Este concepto es muy fácil de entender, si pensamos en los bisnietos de japoneses y calabreses —todos ellos procedentes de zonas donde la mayoría de las personas están genéticamente predispuestas a la intolerancia a la lactosa—, que cuando son adultos empiezan a beber leche. Lo mismo que sus bisabuelos, ellos probablemente tendrán intolerancia a la leche y problemas intestinales relacionados con su consumo. Otro ejemplo puede ser la quinua, oriunda de los Andes peruanos: puede ser perfecta para las poblaciones que la tomaban como uno de sus ingredientes principales y adecuada para la mayoría de la población mundial, pero podría causar alergias, intolerancias e incluso enfermedades autoinmunes en un pequeño porcentaje de personas, en especial en las que ya están expuestas a otros factores desencadenantes de este tipo de enfermedades. En particular, se ha observado que en los ratones la quinua eleva la respuesta inmunitaria después de la inmunización, lo cual indicaría que puede provocar cambios en el sistema inmunitario y, por tanto, patologías autoinmu-

nes.[9] Esto no significa que la quinua provoque automática-
mente autoinmunidad, sino que tiene el potencial de hacerlo. Se sabe que ha sido la causa de graves reacciones alérgicas
en Estados Unidos y Francia.[10] Por tanto, si al remontarnos
trescientos años sabemos que nuestros antepasados siempre han vivido en Alemania, sería mejor que evitemos alimentos como la quinua y la cúrcuma, que históricamente
no forman parte de los ingredientes fundamentales de la
cocina alemana.

## TERAPIA DE LAS ENFERMEDADES AUTOINMUNES Y «REJUVENECIMIENTO DESDE DENTRO»

Las indicaciones que he dado hasta ahora para prevenir las
enfermedades autoinmunes también deberían adoptarlas
los pacientes sometidos a terapia para este tipo de enfermedades. Ahora examinaré la adopción de la Dieta que
Imita el Ayuno (véase el capítulo 6) en el tratamiento de la
esclerosis múltiple y la artritis reumatoide, sobre las que
otros equipos y el mío hemos realizado investigaciones con
ratones y ensayos clínicos con humanos.

Ya hemos ensayado la Dieta que Imita el Ayuno con

9. S. G. Verza *et al.,* «Immunoadjuvant Activity, Toxicity Assays, and
Determination by UPLC/Q-TOF-MS of Triterpenic Saponins from Cheno-
podium Quinoa Seeds», *Journal of Agricultural and Food Chemistry*, marzo de 2012.

10. C. Astler *et al.*, «First Case Report of Anaphylaxis to Quinoa, a
Novel Food in France», *Allergy*, mayo de 2009.

ratones a los que se ha diagnosticado otras dos importantes enfermedades autoinmunes, y en ambos casos ha funcionado de un modo sorprendentemente positivo, poniendo de manifiesto su capacidad de reducir la gravedad de muchas de estas patologías. Pero conviene tener en cuenta que estos ensayos todavía están en proceso de experimentación clínica o en laboratorio, y hasta que acaben las evaluaciones clínicas a gran escala no podremos estar seguros de su eficacia y tampoco excluir graves efectos colaterales en un pequeño porcentaje de pacientes.

## Esclerosis múltiple

La esclerosis múltiple es una enfermedad autoinmune en que las células inmunitarias (células T) atacan y dañan la capa de mielina que aísla las fibras nerviosas del sistema nervioso central. El resultado son síntomas como debilidad en una o ambas extremidades, pérdida parcial o total de la vista de un ojo o dolor en varias partes del cuerpo. En general se presenta con recaídas (síntomas) de corta duración, que disminuyen o desaparecen para volver de manera periódica. En parte de los pacientes la enfermedad es progresiva, lo que significa que los síntomas van a peor. Nosotros empezamos las investigaciones sobre la Dieta que Imita el Ayuno y las enfermedades autoinmunes cuando descubrimos, junto con la alumna de mi laboratorio Chia Wei Cheng, que el ayuno provoca en los ratones un descenso importante del número de glóbulos blancos, que recupera los niveles normales si los ratones vuelven a comer con regularidad.[11]

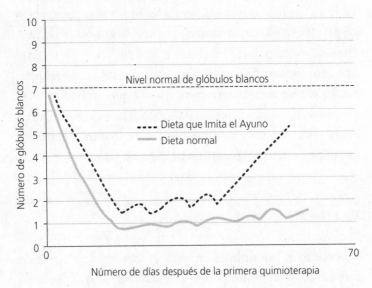

11.1. Los ciclos de ayuno regeneran las células del sistema inmunitario después de la quimioterapia.

En la misma investigación hemos visto que durante el ayuno los ratones activaban y aumentaban el tipo de células madre de la sangre, que son capaces de generar toda clase de células del sistema inmunitario, las llamadas células madre hematopoyéticas de largo plazo. Las preguntas eran:

1) ¿El ayuno mata ante todo las células disfuncionales, como las autoinmunes?

11.  C.-W. Cheng *et al.*, «Prolonged Fasting…», art. cit.

2) Cuando los animales o el hombre vuelven a alimentarse normalmente, ¿las células madre solo generan células inmunitarias sanas o estas nuevas también se volverán autoinmunes?

Después de publicar nuestra investigación, empezaron a llegarme cartas de pacientes que habían tenido noticias del artículo en que afirmaba que los ciclos de ayuno alternados con alimentación normal pueden combatir las enfermedades autoinmunes, pero que todavía no los habíamos ensayado. Varios de estos pacientes habían ayunado y me contaron que cuatro o cinco días de Dieta que Imita el Ayuno estaban ayudándoles a reducir y, en algunos casos, incluso a curar sus autoinmunidades. Por supuesto, se trata de casos individuales, pero a menudo observaciones iniciales de este tipo llevan a formular terapias eficaces.

Una vez acabada la primera serie de ensayos con ratones, los resultados de mi doctoranda Inyoung Choi eran muy notables. Como el ayuno es difícil, tanto para los ratones como para las personas, lo habíamos sustituido por una Dieta que Imita el Ayuno parecida a la que se describe en el capítulo 6 para los ensayos clínicos con personas sanas, modificándola de modo que al principio generase una gran pérdida de glóbulos blancos. La idea era sustituir las células autoinmunes por otras sanas, pero antes había que matar a las enfermas. Funcionó. Los ciclos de la Dieta que Imita el Ayuno no solo reducían la gravedad de la esclerosis múltiple en todos los ratones, sino que eliminaba cualquier síntoma en una parte de los ratones que ya habían desarrollado la enfermedad. Los resultados indicaban que cada ciclo de Dieta que Imita el Ayuno lograba matar una parte de las células autoinmunes, y tres ciclos podían disminuir los síntomas de la enfermedad en todos los ratones. Al mismo tiempo, la Dieta que Imita el Ayuno promovía la regeneración de la mielina dañada de la médula espinal.

Los ciclos de Dieta que Imita el Ayuno hicieron retroceder la autoinmunidad, matando las células inmunes malas y generando otras nuevas y sanas, pero también activando las células progenitoras (semejantes a las células madre), que son capaces de regenerar los nervios dañados. Es otro ejemplo de lo que llamo «rejuvenecimiento desde dentro» (véase mi charla TED titulada precisamente *Fasting: Awakening the Rejuvenation from Within*) o de la extraordinaria capacidad de autorreparación del cuerpo humano. En este caso, la Dieta que Imita el Ayuno mata muchas células, pero sobre todo las inmunitarias viejas y dañadas que han perdido la capacidad de distinguir los organismos externos agresivos (bacterias, virus, etcétera) de las células del individuo (en este caso, las células nerviosas que forman la mielina) (figura 11.2). Y el cuerpo humano puede hacer algo aún mejor: localiza el daño en la médula espinal, como podría localizar una herida de corte en la piel, y recurre a las células madre y progenitoras para repararlo. Los resultados, al menos en ratones, son asombrosos: el efecto doble de la Dieta Imitadora del Ayuno sobre la autoinmunidad y la regeneración logra eliminar de hecho todos los síntomas en el 20 % de los ratones y podría resultar eficaz en la reducción de los síntomas de la esclerosis múltiple en el hombre. ¿Tiene el potencial de curar o al menos atenuar los síntomas en los pacientes que la padecen? Veamos ahora los resultados, muy prometedores, de un estudio clínico en el hombre.

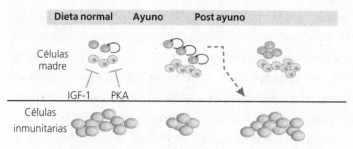

11.2. La «regeneración desde dentro».

Este estudio lo realizó mi equipo en colaboración con el de los neurólogos Markus Bock y Andreas Michalsen en el Centro de Medicina Complementaria del Hospital Universitario Charité de Berlín[12] para determinar la seguridad y la eficacia potencial de una Dieta que Imita el Ayuno de una semana en personas a quienes se les había diagnosticado esclerosis múltiple (formas recidivantes-remitentes). Veinte pacientes siguieron con su alimentación normal, mientras que otros veinte emprendieron un ciclo de siete días de Dieta que Imita el Ayuno y, tras ella, seis meses de dieta mediterránea. La Dieta que Imita el Ayuno consistía en 800 calorías durante el día pre ayuno (fruta, arroz o patatas) y luego 200-350 calorías diarias (caldos o zumos vegetales con aceite de linaza 3 veces al día). Los pacientes debían beber 2-3 litros diarios de líquidos no azucarados (agua e infusiones). Al final del ciclo de siete días, durante los tres siguientes se reintrodujeron poco a poco los alimentos sólidos. Los pacientes pasaron luego a una dieta mediterránea basada en vegetales a lo largo de seis meses. Otros veinte pacientes con esclerosis múltiple fueron sometidos a una «dieta cetogénica» modificada para que la encontraran apetecible (niveles altos de grasas, bajos de carbohidratos y normales de proteínas) de forma ininterrumpida durante seis meses (el «ayuno de azúcar» ideado por el doctor Bock). Esta dieta cetogénica también mejoró eficazmente las condiciones de los pacientes, aunque sus efectos sobre los síntomas fueron más lentos en comparación con los de la Dieta que Imita el Ayuno suministrada a los pacientes una sola semana.

En los pacientes sometidos al ciclo de la Dieta que Imita el Ayuno se observó una mejora significativa de su calidad de vida y de su estado general de salud física y mental. Los efectos colaterales sin relación con la esclerosis múltiple eran similares en los dos grupos y se observaron en cerca del 20 % de los pacientes con alimentación normal y de los que habían seguido la Dieta que Imita el Ayuno. El efecto colateral más común eran las infecciones de los tractos respiratorio y urinario, pero sin señales de daño hepático o de otro tipo. El 90 % de los pacientes que seguían esta dieta fueron capaces de acabar la prueba. Durante los seis meses que duró la investigación se observaron cuatro recidivas en el grupo que no siguió la Dieta que Imita el Ayuno y tres en el que la siguió.

En conjunto, este estudio indica que seguir una Dieta que Imita el Ayuno es seguro y potencialmente eficaz, aunque para confirmar tal resultado harán falta estudios más amplios. Como los ratones recibieron más ciclos de la dieta, mientras que los pacientes solo uno de siete días, la eficacia del tratamiento podría aumentar cuando se ensayen con pacientes humanos ciclos múltiples, seguidos de la Dieta de la Longevidad (véase el capítulo 4) y no de la dieta mediterránea. Estamos preparándonos para realizar esta experimentación.

## ENFERMEDAD DE CROHN Y COLITIS

Una de los pacientes que se pusieron en contacto conmigo tras la publicación del artículo sobre nuestro estudio del ayuno y del sistema inmunitario fue la periodista Jenni Russell, del *Times* de Londres, que después escribió varios artículos sobre el tema; he escogido uno para publicarlo aquí. Aunque yo aún no podía explicarle a la prensa el trabajo que estábamos haciendo sobre la esclerosis múltiple y otras enfermedades autoinmunes, cuando publicamos nuestro estudio sobre el sistema inmunitario ya éramos optimistas con respecto a la eficacia del ayuno sobre las autoinmunidades, y cuando Russell escribió su artículo sobre el ayuno y otro trastorno autoinmune, la enfermedad de Crohn, ya contábamos con datos acerca de su eficacia contra la esclerosis múltiple. La lectura de su artículo y de los correos electrónicos que me mandaban muchos pacientes que habían sido diagnosticados con enfermedades autoinmunes me infundieron un gran optimismo: funcionaría.

«El ayuno me ha transformado después de que la medicina fracasara», de Jenni Russell (extraído de *The Times*, 22 de abril de 2015).

En los últimos diez meses mi vida ha cambiado por completo. No he escrito un libro, no me he mudado de casa, no he tenido un hijo ni he abrazado una religión o cambiado de trabajo. No; yo, que era una persona acabada, aquejada de una enfermedad crónica e incurable, que tomaba cinco medicinas distintas para seguir viva, me he convertido en la que soy ahora, sana y rebosante de energía. Esta transformación radical se la debo a una terapia sencilla, gratuita y desdeñada por el Servicio Nacional de Salud: el ayuno.

Si decidí probar suerte con el ayuno fue porque había perdido toda esperanza. Hace veinte años contraje una grave enfermedad autoinmune que a menudo me obligaba a dormir doce horas diarias y a veces a guardar cama durante meses, y que había empeorado hace cinco años a raíz de la quimioterapia que me administraron para curar un cáncer. Me dijeron que sin medicinas inmunosupresoras no podría sobrevivir; cuando lo intenté acabé en urgencias y pasé varios días enganchada al gotero [...]. Hasta que un día cayó en mis manos un estudio de la USC. Después de veinte años de investigaciones sobre el efecto del ayuno en los ratones, Valter Longo, un insigne biogerontólogo, había descubierto que, si se sometían a un ayuno de tres días, su sistema inmunitario empezaba a regenerarse. El ayuno obligaba a la médula ósea a crear células madre, reemplazando la respuesta inmunitaria irregular por una normal. Varios ciclos de ayuno a lo largo de seis meses producían una mejora continua.

Esta terapia, según Longo, podía ser sumamente eficaz en el caso de las personas que padecen una enfermedad autoinmune o cuyo sistema inmunitario está deteriorado por el envejecimiento. Aunque aclaraba que no podía afirmarse con certeza mientras no se realizaran ensayos clínicos en el hombre.

No tenía nada que perder, salvo el buen humor y un poco de peso. Empecé el primer ayuno durante un viaje en barco por un mar agitado y me resultó mucho más fácil de lo que creía, pues de todas formas había perdido el apetito y lo único que tenía que hacer era permanecer tumbada en una litera leyendo. Aun así, fue un fastidio limitarme a esperar con impaciencia unos tragos de agua caliente, agua fría o agua con gas, o té negro, té verde o té con menta. Me entró un hambre canina, estaba aturdida, pero luego se me pasó. Resistí dos días y medio y pensé que no había servido de nada. Al cuarto día, cuando desperté, me sentí estupendamente, como hacía años que no me ocurría.

A partir de entonces he ayunado otras tres veces; la última hace poco, durante cuatro días. No es ninguna broma, no podía trabajar, ni siquiera preparar comida para otros. Cuando el cuerpo, indignado, proclama a gritos sus razones, hay que hacerle caso y olvidarse de lo demás.

También es preciso buscar distracciones para los momentos deprimentes en que te das cuenta de que no hay prevista ninguna comida: libros, películas, la compañía de tu pareja y de los amigos.

Si lo hago es porque los resultados son realmente buenos. Ya no tomo medicinas y, por primera vez desde que enfermé, no tengo que dosificar mis energías y mi tiempo. No sé si va a durar, pero me he vuelto partidaria. El ayuno, como ha dicho recientemente un médico, podría ser la panacea que la medicina occidental ha olvidado.

En los últimos años los investigadores han descubierto que la diabetes puede curarse con una dieta de ocho semanas en la que se consumen 600 calorías diarias. Los estudios realizados por el propio Longo indican que el ayuno es tan eficaz contra el cáncer como la quimioterapia. La combinación de ambas cosas, ayunando antes y después de la cura, aumenta su eficacia en un 40 % y reduce al mínimo los efectos colaterales. Las células tumorales acusan el ataque combinado del ayuno y del envenenamiento; las sanas, en cambio, están protegidas, porque el ayuno cierra las vías por las que entran las toxinas. Podría ser un descubrimiento fundamental, si tenemos en cuenta que la quinta parte de los fallecimientos por cáncer se deben a los efectos colaterales de la quimioterapia.

Después de haber publicado nuestro estudio acerca de los efectos extraordinarios de la Dieta que Imita el Ayuno sobre la autoinmunidad causada por esclerosis múltiple, ya tenemos los datos de los ensayos con ratones a los que se diagnosticó la enfermedad de Crohn. Aunque no puedo revelarlos, porque aún no se han publicado, sí puedo afirmar que son muy prometedores. Por tanto, si el lector padece esta enfermedad, o colitis, u otro trastorno gastrointestinal de origen inflamatorio, debería plantear a su médico la posibilidad de hacer la Dieta que Imita el Ayuno como terapia. Puede seguir la dieta que se indica en nuestro artículo,[13] pero si el neurólogo está de acuerdo puede hacerla cada dos meses, hasta que se vea si los síntomas de la enfermedad mejoran o está claro que no ha funcionado.

## ARTRITIS REUMATOIDE

Es una enfermedad inflamatoria autoinmune que destruye las articulaciones y afecta a cerca del 1 % de las personas y al 2 % de las que tienen más de sesenta años. El ayuno o las dietas hipocalóricas de una a tres semanas podrían ser eficaces en la terapia de esta enfermedad; la inflamación y el dolor pueden remitir al cabo de varios días de ayuno,[14] pero reaparecen en cuanto los pacientes retoman una alimentación normal. Si tras el período de ayuno se sigue una dieta vegetariana, algunos de sus efectos terapéuticos se mantienen.[15] Esta terapia combinada ha provocado efectos

13. *Ibidem*.

14. H. Müller *et al.*, «Fasting Followed by Vegetarian Diet in Patients with Rheumatoid Arthritis: A Systematic Review», *Scandinavian Journal of Rheumatology*, 2001.

15. J. Kjeldsen-Kragh *et al.*, «Controlled Trial of Fasting and One-Year Vegetarian Diet in Rheumatoid Arthritis», *Lancet*, octubre de 1991.

beneficiosos que han durado varios años.[16] La eficacia de este método ha sido confirmada por cuatro estudios, dos de ellos con grupo de control.[17] Por tanto, para muchos pacientes que sean capaces de someterse a un ayuno prolongado y a modificar de un modo permanente su alimentación, y estén dispuestos a ello, los ciclos de ayuno no solo aumentarían la eficacia de las otras terapias, sino que podrían sustituirlas.[18]

La Dieta que Imita el Ayuno desarrollada en mi laboratorio todavía no se ha probado en el tratamiento de la artritis reumatoide. Nuestras investigaciones sobre la esclerosis múltiple, la enfermedad de Crohn y muchas otras enfermedades autoinmunes, combinadas con los resultados clínicos que han mostrado la eficacia de la Dieta que Imita el Ayuno en la reducción de los marcadores inflamatorios sistémicos en la mayoría de los pacientes con altos niveles de inflamación (CRP) al principio de la experimentación, indican que la estrategia ideal para enfrentarse a la artritis reumatoide sería un ciclo de cinco a siete días de la Dieta que Imita del Ayuno (véase el capítulo 6) cada uno a tres meses. En vez de la dieta mediterránea, entre uno y otro ciclo recomiendo la Dieta de la Longevidad descrita en el capítulo 4, aunque está demostrado que los ciclos mensuales de la Dieta que Imita el Ayuno pueden reducir la inflamación sistémica aun en el caso de que no se pase a la dieta

16. *Ibidem.*
17. H. Müller *et al.*, «Fasting Followed by Vegetarian Diet...», art. cit.
18. *Ibidem.*

mediterránea o a la de la Longevidad. No lo recomiendo, pero las personas con enfermedades autoinmunes que no sean capaces de cambiar de modo permanente su alimentación pueden hablar con su médico especialista y considerar la posibilidad de someterse a una Dieta Imitadora del Ayuno de cinco a siete días cada uno o dos meses. Tiene la ventaja de aportar un nivel relativamente alto de calorías, con lo que el paciente puede someterse a control médico, pero sin ser hospitalizado (véase el capítulo 6). Teniendo en cuenta que en el ensayo clínico preliminar sobre la esclerosis múltiple se ha comprobado la eficacia de la Dieta que Imita el Ayuno de una semana en la reducción de los síntomas, y teniendo en cuenta los estudios anteriores sobre la artritis reumatoide, es posible que una Dieta que Imita el Ayuno de siete a diez días resulte más eficaz que una corta. Gracias a los estudios que llevaremos a cabo en el futuro, seremos capaces de aumentar nuestros conocimientos sobre la eficacia de la Dieta que Imita el Ayuno respecto a varias enfermedades autoinmunes, pero también respecto a la duración y la frecuencia que resulten más eficaces contra estas enfermedades. Los ingresos que obtenga con la venta de este libro nos permitirán seguir investigando y haciendo ensayos clínicos en este campo; por tanto, una vez más, pido la colaboración del lector para que se corra la voz, de manera que una pequeña inversión pueda ayudar a quienes necesitan atención médica y al mismo tiempo dar soporte al trabajo que estamos realizando para ayudar a todos.

## En resumen

*Prevención*

1) Adoptar en lo posible la Dieta de la Longevidad (véase el capítulo 4).
2) Mantener un peso corporal saludable y reducir la grasa abdominal (véanse los capítulos 4 y 6).
3) No consumir mucha sal.
4) Comer los alimentos que constituían la base de la alimentación de nuestros antepasados y evitar los que ellos no comían.

*Terapia*

1) Adoptar todos los comportamientos indicados a propósito de la prevención.
2) Con la aprobación del médico, seguir una Dieta que Imita el Ayuno de cinco días cada mes (véase el capítulo 6) o la de siete días antes descrita cada dos meses.
3) Entre una Dieta que imita el Ayuno y la siguiente, adoptar la Dieta de la Longevidad para la alimentación diaria (véase el capítulo 4 y el Programa alimentario bisemanal del apartado final del libro).

# 12

## Cómo mantenerse joven

Durante muchos años he aplazado la redacción de este libro solo porque aún no estaba seguro de que mis recomendaciones optimizarían la longevidad sana sin provocar efectos colaterales. Para entender cómo puede la Dieta de la Longevidad proteger, reparar y rejuvenecer el cuerpo humano, antes había que descubrir el nexo entre los nutrientes y los genes en los ratones y en el hombre, así como acabar una larga serie de publicaciones. Después debía adoptarla personalmente y aconsejarla a otros, evaluarla en estudios clínicos o epidemiológicos con cientos de pacientes, pero también con pacientes a los que se hubiera diagnosticado cáncer, diabetes, esclerosis múltiple, etcétera. Asimismo había que confirmar los resultados estudiando ratones y poblaciones caracterizadas por mutaciones genéticas especiales, como los larones de Ecuador, o que seguían dietas especiales, como los centenarios calabreses o los de Okinawa. Doy las gracias al excepcional grupo de estudiantes e investigadores de los laboratorios que dirijo en Los Ángeles y Milán, que han rendido al máximo durante años para que pudiera someter a prueba una serie de hipótesis, así como a los colaboradores clínicos y a los científicos de todo el mundo que nos han permitido confrontarnos con enfermedades y problemáticas de disciplinas que conocíamos poco. En los casi treinta años que llevo estudiando la longevidad, mi motivación no ha sido publicar en las revistas científicas más prestigiosas, sino descubrir los genes y los mecanismos moleculares que permitan a todos permanecer jóvenes y vivir con buena salud hasta los ciento diez años. Otro aspecto que siempre me ha interesado es cómo usar tales conocimientos para ayudar a quienes padecen enfermedades graves, a menudo sin alternativas. Por eso creo que es necesario crear realidades clínicas que incluyan a biólogos, dietistas y médicos, para formular con rapidez terapias integrativas con fundamentos sólidos y potencialmente eficaces, aunque todavía se encuentren en fase de desarrollo.

Hace algún tiempo fui a visitar a un excelente periodista italiano enfermo de cáncer en fase terminal. Los oncólogos lo habían mandado a casa sin ninguna terapia, con el argumento de que «no había nada que hacer». Le dije que siempre hay algo que hacer, funcione mejor o peor, pero él ya había perdido tanto peso que nadie quería ni siquiera intentarlo. Si yo hubiera estado en su lugar habría querido más, habría querido que al día siguiente del diagnóstico un investigador de biología molecular, un nutricionista y el oncólogo se reunieran para aplicar terapias integrativas, pero también para dar con nuevas curas o ensayos clínicos que fueran prometedores. No sé qué les habría ocurrido al piloto de Air France, a la jueza de Los Ángeles o a la periodista del *Times* si no hubieran oído hablar de nuestros descubrimientos, pero estoy seguro, entre otras cosas gracias a los resultados de los ensayos clínicos y a los correos electrónicos que han mandado miles de pacientes, que la Dieta que Imita el Ayuno y las otras dietas descritas en este libro han ayudado a muchas personas, enfermas y sanas. Espero que nuestros estudios y los de otros investigadores se conviertan pronto en terapias al alcance de los médicos y nutricionistas de Italia y de todo el mundo, ayudando a concretar una medicina que reúna equipos de expertos para aplicar nuevos protocolos eficaces y de bajo coste.

Uno de mis libros preferidos es *Uno, ninguno y cien mil*, del premio Nobel de literatura Luigi Pirandello. Su idea era sencilla y a la vez extraordinaria: si nadie te conoce, en cierto sentido no existes, pero si te conocen 100.000, eres las 100.000 personas que viven en sus cabezas. Pienso lo mismo de nuestro trabajo: si descubrimos algo que nadie podrá usar y no ayudará a nadie, en cierto sentido no hemos descubierto nada; si descubrimos algo que puede ayudar a 100.000 personas a vivir más y con buena salud, nuestro trabajo será esa parte de sus 100.000 vidas que de lo contrario no habría existido. Nunca habría imaginado treinta años de viajes más provechosos que los que me han llevado alrededor del mundo para hacerme volver a Molochio, el pueblecito de mis padres en Calabria, donde se da uno de los porcentajes más altos del mundo de centenarios, y a Génova, la ciudad donde nací, que tiene uno de los más altos de mayores de sesenta y cinco años. Además de contribuir a alargar y mejorar la vida del mayor número posible de personas, espero vender muchos ejemplares de este libro que, gracias a los fondos dedicados a la investigación, nos permitirá, junto con otros, continuar los estudios de este tipo.

Resumo aquí las conclusiones más importantes a que he llegado.

## Dieta de la Longevidad

1) Dieta pescetariana: Consiste en una alimentación que se acerca en lo posible al cien por cien de alimentos de origen vegetal (legumbres, hortalizas, fruta) y de pescado, tratando de limitar el consumo de pescado a dos o tres comidas semanales y evitando el pescado con alto contenido de mercurio. A partir de los sesenta y cinco-setenta años, si empieza a perderse masa y fuerza muscular y peso, incluir más pescado, más fruta y algún alimento de origen animal, como leche, queso o yogur de oveja o cabra (feta, *pecorino*, etcétera) y huevos.

2) Proteínas, pocas pero suficientes: Consumir unos 0,7-0,8 gramos diarios de proteínas por kilo de peso. Si el peso es 45 kg serían unos 37 gramos diarios de proteínas, de los que 30 deben ingerirse en una sola comida para maximizar su síntesis muscular. Combinar esta comida con el ejercicio físico, para estimular el crecimiento de los músculos. Si el peso

ronda los 90-100 kg con un 35 % de grasa corporal, bastarán 60 gramos diarios de proteínas. Lo mismo que en la dieta en general, las proteínas añadidas deberán incrementarse a partir de los sesenta y cinco-setenta años en los individuos que tienden a perder peso y masa muscular.

3) Reducir al mínimo las grasas malas y los azúcares, y aumentar las grasas buenas y los carbohidratos complejos: La dieta debe ser rica en grasas insaturadas buenas, como las del aceite de oliva, el salmón, las almendras y nueces, y muy pobre en grasas saturadas, hidrogenadas y trans. Debe ser rica en carbohidratos complejos, como los del pan integral y las verduras, y pobre en azúcares, pero también en fuentes de carbohidratos como la pasta, el arroz, el pan blanco y la fruta y sus zumos, que contienen carbohidratos en formas que se convierten fácilmente en azúcares simples. La dieta, por último, debe contener pocas proteínas animales y, de manera proporcional, muchas vegetales, para minimizar sus efectos negativos y maximizar sus efectos nutrientes.

4) Asegurarnos los nutrientes: Nuestro cuerpo necesita proteínas, ácidos grasos esenciales (omega-3, omega-6), minerales, vitaminas e incluso cierta cantidad del «demonizado» azúcar, para reñir todas las batallas que tienen lugar dentro y fuera de las células. Para asegurar todo esto, ingerir cada 3 días suplementos multivitamínicos y de minerales y cápsu-

las de aceite de pescado para los omega-3, cuyos fabricantes sean fiables y acreditados.

5) Sentarnos a la mesa de nuestros antepasados: Comer gran variedad de alimentos, para ingerir todos los nutrientes. Lo ideal es obtenerlos de alimentos que solían estar presentes en la mesa de nuestros padres, abuelos y bisabuelos, siempre que aparezcan en la Dieta de la Longevidad (véase el capítulo 4) y en las recetas del apartado final de este libro, o sean equivalentes a ellos.

6) Hacer solo dos comidas diarias más una merienda: A menos que el perímetro abdominal y el peso corporal sean normales o inferiores a los normales, es mejor tomar un desayuno y una comida diarios, más una merienda baja en calorías y azúcares, pero nutriente. Si el peso o la masa muscular son normales o se sitúan por debajo de lo normal y no van en aumento, hacer tres comidas diarias más una merienda.

7) Reducir los intervalos entre comidas: Limitar el tiempo en que se come a doce horas diarias o menos. Por ejemplo, empezando el desayuno pasadas las 8 y terminando la cena antes de las 20. Sería más eficaz para perder peso reducir aún más este intervalo temporal (diez horas o menos), pero además de no ser necesario para quien tenga un peso normal, es difícil de practicar y podría incluso aumentar el riesgo de efectos colaterales, como el desarrollo de cálculos biliares.

8) Dietas imitadoras del ayuno largas y periódicas: Las personas con menos de sesenta y cinco-setenta años y que no sean débiles o estén desnutridas ni padezcan ciertas enfermedades deberían seguir de cuatro a cinco ciclos de cinco días al año la Dieta que Imita el Ayuno con un aporte relativamente alto de calorías (DIA), a la que he dedicado un capítulo entero (véase el capítulo 6). También pueden adoptarla las personas de edad más avanzada, pero solo por recomendación de un médico o nutricionista especializado.

9) La Dieta de la Longevidad descrita en el capítulo 4 no es una «dieta del mes» para perder peso, sino que está basada en la alimentación diaria de determinadas poblaciones de todo el mundo. Pueden adoptarla casi todas las personas, sustituyendo un número limitado de alimentos por otros igual de apetitosos, o más. Por ejemplo: en vez de queso tomar nueces, o en vez de 150 gramos de pasta (o pan) comer 50 gramos de pasta y 300 gramos de garbanzos o judías.

10) Mantener un peso y un perímetro abdominal adecuados; lo ideal es menos de 90 cm para los hombres y de 75 cm para las mujeres.

*Ejercicio físico para la longevidad*

Practicar la caminata veloz una hora diaria. Evitar las escaleras mecánicas y los ascensores, aunque haya que subir muchos pisos. Durante el fin de semana, tratar de ir a zonas muy apartadas (sorteando las zonas contaminadas). Practicar un ejercicio moderado durante 150-300 minutos por semana, con un momento de ejercicio intenso. Hacer ejercicios con pesas o sin ellas para reforzar los músculos (combinándolos con 30 gramos de proteínas después del entrenamiento con pesas).

## La larga vida de la mente

En este libro he escrito poco sobre la mente, porque no soy experto en este ámbito y porque, a mi juicio, los estudios que indagan cómo la mente puede hacer que vivamos más y más sanos son pocos y no muy concluyentes. Aunque hay muchos estudios sobre los aspectos sociales de la longevidad, difícilmente se encontrará alguno que reúna investigaciones fundamentales, clínicas, epidemiológicas y sobre los centenarios para llegar a la conclusión de que cierto comportamiento favorece la longevidad y la salud. Mi experiencia en este campo y la opinión de otros expertos sugieren que estar cerca de nuestra familia y nuestros amigos, pertenecer a comunidades religiosas o similares, dedicarse a actividades de voluntariado para ayudar a quienes lo necesitan, etcétera, son componentes importantes para vivir muchos y felices años. Pero también he conocido a muchas personas solitarias y aun así longevas y sanas, probablemente porque aprecian los placeres que deparan las cosas sencillas y basan su fuerza en su instinto y su capacidad para hallar la felicidad en las pequeñas cosas, como ciertos alimentos, pasear por el parque o charlar con la cajera del supermercado. Mi padre, que tiene noventa años, salió hace poco de una operación en que le extrajeron parte del estómago a causa de un tumor sospechoso. Se ha separado de mi madre y vive solo. Estuvo mal y durante bastantes semanas después de la operación perdió peso. Luego me ha dicho que ha empezado a comer chocolate y otros alimentos que le gustaban de joven y a los que había renunciado por miedo a que le sentaran mal. También ha vuelto a hacer ejercicio físico, que practica a diario de forma sistemática. Ha empezado a ganar peso y ahora está más tranquilo y es más positivo. Aunque se alegra de que vayamos a verlo, sus ganas de vivir tienen tanto que ver con los vínculos familiares y las amistades, como con los pequeños placeres, como la tableta de chocolate que durante tanto tiempo no pudo comer. En esto me recuerda a Salvatore Caruso, que vivía a unos cien metros de la casa de mi padre y lo vio crecer; decía que había llegado a los ciento diez años porque no bebía, no fumaba y se mantenía alejado de las mujeres. En realidad, Salvatore tenía un hijo y no veía el momento de servirse otro vasito de vino... pero lo que más ansiaba era ser el hombre más viejo del mundo. Cuando le dije que en Sicilia había uno más viejo que él, replicó: «Tengo que jugársela».

Salvatore, yo espero jugártela a ti; nos veremos en el otro barrio.

Dentro de una buena temporada, espero.

# Programa alimentario bisemanal

Escrito en colaboración con la nutricionista
Noemi Renzetti y las dietistas Mahshid Shelehchi
y Susan Kim

Este programa alimentario se basa en la Dieta de la Longevidad descrita en el capítulo 4. Los platos y las recetas son ejemplos del tipo de ingredientes y combinaciones óptimos para la salud y pueden sustituirse por ingredientes equivalentes, es decir, con una composición nutricional similar. Por ejemplo, en vez de pasta puede tomarse pasta integral, cebada, farro, cuscús, polenta, ñoquis o arroz integral, siempre que estos alimentos se ingieran en la cantidad indicada.

El programa está pensado para que aporte la mayor cantidad posible de vitaminas y minerales sin que interfieran con otros componentes que favorecen la longevidad. Sugiero incluir la mayor cantidad posible de ingredientes listados en las Tablas del apartado final del libro (*Fuentes de vitaminas, minerales y otros micronutrientes*), que son alimentos con vitaminas y minerales poco presentes, por lo general, en la llamada «dieta occidental»: vitaminas B12 y D, folato, vitaminas A, C y E, calcio, hierro, magnesio, así como aceite de pescado u otras fuentes de omega-3. No obstante, para prevenir posibles carencias, aconsejo tomar cada tres días un suplemento de vitaminas y minerales en píldoras y uno en cápsulas de omega-3.

Recuerdo que esta dieta es ideal para personas de edades comprendidas entre los vente y sesenta y cinco años; a partir de esa edad, el aporte de calorías y proteínas tiene que calibrarse de nuevo, para evitar pérdidas indeseables de peso y masa muscular.

La dieta consta de tres ingestas —desayuno, comida y cena— y una merienda, y proporciona un promedio de 1.700-1.800 calorías diarias, correspondientes a las que consume una mujer sedentaria entre los treinta y uno y cincuenta años, con altura, peso e índice de masa corporal dentro de la norma (respectivamente, 1,63 m, 59 kg e IMC 22,2), o una moderadamente activa de cincuenta y un años. Un hombre de altura, peso e IMC dentro de la norma (1,74 m, 74 kg e IMC 24,4) tendrá que aumentar cerca del 20 % todas las dosis de los alimentos aquí indicados. En general, las porciones deben modularse con arreglo a la necesidad de mantener o alcanzar un peso normal (IMC y perímetro abdominal, véase el capítulo 4).

Las personas que tienden a perder peso y a quedar por debajo de los parámetros normales pueden aumentar las dosis de varias comidas; por el contrario, las que suelen ganar peso pueden reducirlas o volver a calibrar las comidas y las cenas, bajando las porciones.

Los carbohidratos de la dieta, que en su mayoría están en su formulación ideal de carbohidratos complejos contenidos en las verduras y los cereales, así como en la pasta y el pan, proporcionan el 55-60 % de las calorías. En la dieta casi no hay componentes añadidos de azúcares, pero el azúcar se halla presente en la fruta y otros ingredientes. Recordemos que el azúcar añadido (como el que se usa para endulzar el té o el café, o el que se encuentra de forma natural en los zumos de fruta, la miel y los jarabes) debería limitarse a 10 gramos como máximo (dos cucharaditas) diarios.

Las grasas de la dieta, en su mayoría grasas insaturadas «sanas», proporcionan más o menos el 30-35 % de calorías, y las proteínas, en su mayoría de vegetales y pescado, el 10-11 %.

Las comidas y las cenas están pensadas para que una de ellas tenga un bajo contenido de calorías y proteínas, y la otra, un alto contenido de calorías y proporcione todos los nutrientes necesarios, más un mínimo de 30 gramos de proteínas a fin de optimizar el crecimiento muscular (véase el capítulo 5). Aunque las que tienen un bajo contenido de proteínas están clasificadas como comidas, también pueden convertirse en cenas, y al revés. No obstante, recomiendo que la comida con bajo contenido de proteínas sea siempre bien al mediodía, bien en la cena.

Todas las comidas deben ingerirse en un arco temporal de doce horas como máximo, y la última comida debería tomarse por lo menos tres o cuatro horas antes de acostarse.

¡IMPORTANTE!

Tengamos en cuenta que la cantidad de calorías diarias que consume cada uno de nosotros debe calcularse con arreglo a dos parámetros: el Metabolismo Basal (MB) y el Nivel de Actividad Física (NAF). El aporte de proteínas se ha calculado multiplicando el peso corporal (kg) por 0,8 (fuentes: USDA, 2016; ISTAT, 2015; OMS, 2015).[1] Una relación correcta entre calorías ingeridas comiendo y bebiendo y calorías quemadas con la actividad física (Balance Energético) es esencial para mantener un peso corporal correcto y sano. Basta con que se consuman 150 calorías al día más de las necesarias durante doce meses para acumular más de 5 kg de peso extra.

Recordemos también que el contenido energético y los valores nutricionales de todos los alimentos mencionados en esta dieta pueden diferir según las marcas y presentaciones.

**Las porciones del siguiente plan dietético están calculadas para una mujer de peso y altura medios y de IMC 22,2.**

**Los hombres de peso, altura e IMC normales pueden aumentar las porciones hasta un 20 %.**

**No obstante, las porciones dependerán de la capacidad de alcanzar y mantener un peso y un IMC normales y de la decisión de perder o ganar peso.**

**Recomiendo medir todos los días el peso y el perímetro abdominal (véase el capítulo 4), hasta que se alcance y estabilice el peso ideal.**

1.  ISTAT, 2015, Istituto Nazionale di Statistica, Roma, http://www.istat.it/it/files/2015/08/ItaliaInCifre2015lt.pdf; NIH, 2016 «Balance Food and Activity», National Heart, Lung and Blood Institute, Bethesda, MD, http://www.nhlbi.nih.gov/health/education/wecan/healthy-weight-basics/balance.htm; USDA, 2016, «Dietary Reference Intakes (DRI's)», United States Departement of Agriculture, Washington, DC, http://fnic.nal.usda.gov/fnic/interactiveDRI/index.php; OMS, 2016, «Statistiche per Paesi: Italia», Organización Mundial de la Salud, Ginebra, http:// www.who.int/countries/ita/en/; OMS, 2015, «Guideline: Sugar Intake for Adults and Children», Organización Mundial de la Salud, Ginebra, http://apps.who.int/iris/bitstream/10665/149782/1/9789241549028_eng.pdf?ua=1

## SEMANA 1

### Día 1

*Desayuno*
*Café* (expreso o americano), que se puede reemplazar por café de cebada (sin cafeína); 240 ml (1 vaso) de *leche de almendras* sin azúcares añadidos y enriquecida con calcio y vitaminas $B_{12}$, $B_2$ y D; 60 g de *pan de harina integral* con aceite de oliva extra virgen; 20 g (1 cucharada) de *mermelada de arándanos* sin azúcares añadidos.

Se puede sustituir la leche de almendras por la de avellana o de coco (también enriquecida con calcio y sin azúcares añadidos).

*Comida*
### Espinacas con piñones y pasas

- 150 g de espinacas hervidas
- 9 g (1 cucharada) de piñones
- 9 g (1 cucharada) de pasas
- 30 g de galletas de farro
- 12 ml (1 cucharada) de aceite de oliva
- sal*

Hervir las espinacas y colarlas. Ponerlas en una sartén con los piñones y las pasas y mezclarlas bien. Apagar el

---

* Las *US Dietary Guidelines* recomiendan que el sodio se limite a 2,3 mg diarios (equivalente a 1 cucharadita o 6 g de sal).

fuego, añadir el aceite y dejar que reposen tapadas durante unos 2-3 minutos antes de servir.

*Merienda*

240 ml (1 vaso) de *leche de coco* sin azúcares añadidos; 1 barrita de 150 calorías con bajo contenido de azúcar (menos de 8 g) de *frutos secos, cereales y chocolate negro* (con un 70 % de cacao como mínimo).

*Cena*

### Pasta con brécoles y judías negras

- 200 g de judías negras* cocidas (peso escurrido)
- 200 g de brécoles cocidos*
- 40 g de pasta integral o normal
- 25 ml (2 cucharadas) de aceite de oliva
- 1 diente de ajo, guindilla, sal y pimienta
- 5 g (1 cucharadita) de queso parmesano

En una olla, llevar a ebullición agua abundante. Añadir la sal, el ajo, los brécoles, las judías y la pasta y hervir el tiempo necesario para la cocción de la pasta. Colar y servir aliñado con aceite, guindilla y parmesano.

**Postre:** 25 g de *nueces*; 20 g de *grosellas rojas secas* u otras frutas secas, pero siempre sin azúcares añadidos.

Día 1: tomar una píldora de suplemento de vitaminas y minerales y otra de omega-3.

* En general, siempre que sea posible, usar ingredientes frescos y de temporada y legumbres secas, que se ponen en remojo durante una noche.

## DÍA 2

*Desayuno*
*Té* (se sugieren 2 sobres, uno de té verde y otro de negro) con zumo recién exprimido de uno o medio *limón*; 1 *tostada de pan integral*; 20 g (1 cucharada) de *mermelada de fresa* sin azúcares añadidos.

*Comida*

**Arroz integral con judías verdes, ajo y tomate fresco**

- 150 g de judías verdes
- 150 g de tomate fresco
- 2 dientes de ajo
- 40 g de arroz integral
- 12 ml (1 cucharada) de aceite de oliva
- albahaca, sal y pimienta

Hervir el arroz siguiendo las instrucciones del envoltorio. Aparte, poner en una sartén las judías verdes y agua hasta cubrirlas por completo, el tomate, la sal y la pimienta. Cocerlo, y cuando las judías verdes estén tiernas, aliñarlas con aceite y albahaca, y dejarlas reposar 2 o 3 minutos antes de servir.

**Guarnición:** 200 g de *hortalizas de hoja* (por ejemplo, achicoria), hervidas y aliñadas con aceite y limón.

*Merienda*
240 ml (1 vaso) de *leche de almendras* sin azúcares añadi-

dos; 1 barrita de 150 calorías con bajo contenido de azúcar (menos de 8 g) de *frutos secos, cereales y chocolate negro* (con un 70 % de cacao como mínimo).

*Cena*

### Filete de salmón con espárragos

- 150 g de filete de salmón (mejor si es salvaje)
- 300 g de espárragos verdes
- 12 ml (1 cucharada) de aceite de oliva
- Zumo de limón al gusto
- 60 g de pan de trigo integral
- sal y pimienta

Cocer al vapor u hornear el salmón y los espárragos, colocarlos en un plato y aliñarlos con aceite, zumo de limón, sal y pimienta al gusto.

**Guarnición:** 200 g de ensalada de *tomate, zanahoria, hinojo y pimiento verde*, aliñada con vinagre balsámico.

**Postre:** 25 g de *avellanas* y 20 g de *grosellas rojas secas.*

## DÍA 3

*Desayuno*
*Café* o *té*; 50 g de *pan integral de trigo* tostado; 20 g (1 cucharada) de *mermelada de frutos de bosque* sin azúcares añadidos.

*Comida*
### Farro y calabacines con ajo y perejil

- 30 g de farro
- 300 g de calabacines
- 100 g de tomates cherry
- 25 g de aceitunas
- 1 diente de ajo
- 12 ml (1 cucharada) de aceite de oliva
- perejil, sal y pimienta

Hervir el farro en agua con sal, siguiendo las instrucciones del paquete. Colar y reservar. En una sartén, cocer a fuego lento los calabacines con ajo, tomates y aceitunas (¡no se rehogan!). Cuando los calabacines estén tiernos y el agua se haya evaporado, añadir el perejil, rectificar de sal y pimienta, remover y añadir el farro y el aceite. Dejar reposar 2 o 3 minutos antes de servir.

**Guarnición:** 200 g de *hortalizas de hoja* (por ejemplo, acelgas) hervidas y aliñadas con aceite y zumo de limón.

*Merienda*
*Farinata (fainá, calentita)*\* de garbanzos (¡sin gluten!); *ver-*

---

\* La *farinata* de garbanzos es una torta típica genovesa hecha con

*dura cruda* (por ejemplo, zanahorias y/o apio) o 150 g de
batido de *frutos de bosque* y 125 ml de *leche de almendras*.

*Cena*

### Cocido de garbanzos y pasta

- 40 g de pasta
- 250 g de verduras de cocido
- 200 g de garbanzos hervidos (peso colado)
- 24 ml (2 cucharadas) de aceite de oliva
- 5 g (1 cucharadita) de queso parmesano
- sal y pimienta

En una olla llevar a ebullición agua abundante, añadir sal y
luego los garbanzos y la verdura. Cuando la verdura esté
cocida, añadir la pasta. Cuando la pasta esté también cocida, colarlo todo, añadir el aceite y rectificar de sal y pimienta. Servir con el queso.

**Guarnición:** *ensalada verde* con *tomate, zanahoria, hinojo* y *pimiento verde*, aliñada con aceite y zumo de limón.

**Postre:** 100 g de *cerezas frescas* o 20 g de *cerezas secas* y
25 g de *almendras*.

---

harina de garbanzos (240 g), agua (240 ml), aceite (2 cucharadas, optativo)
y sal (una pizca, optativo). Amasar la harina con el agua y el aceite en un
cuenco hasta obtener una masa homogénea; extenderla en una fuente e
introducir en el horno caliente hasta que los bordes empiecen a oscurecer-
se (unos 15 minutos). También se puede cocer en una sartén a fuego medio. Cuando está lista, salpimentar al gusto. En Argentina y Uruguay se
conoce como fainá, y en Marruecos y Gibraltar como calentita.

## Día 4

*Desayuno*
*Café* o *té*; 80 g de *biscotes* o *bizcochos de Lagaccio*; 20 g
(1 cucharada) de *mermelada de albaricoque* sin azúcares
añadidos.

*Comida*

### Ensalada de cebada con aceitunas y nueces pacanas

- 30 g de cebada
- 150 g de tomates
- 10 g de maíz
- 75 g de setas crudas
- 150 g de pimientos crudos
- 150 g de encurtidos (alcachofas, pepinillos y cebollas)
- 12 ml (1 cucharada) de aceite de oliva
- 9 g de nueces pacanas
- sal y pimienta, hierbas al gusto

Hervir la cebada en abundante agua con sal, siguiendo las
instrucciones del paquete. Mientras tanto colocar en una
ensaladera los tomates, las setas y los pimientos cortados
en taquitos, añadir los encurtidos, las nueces pacanas, las
aceitunas y el aceite y sazonar con pimienta y hierbas.
Cuando la cebada esté cocida colarla, dejar que se enfríe y
añadirla a la ensalada. Se puede servir tibia o meterla en el
frigorífico para servirla fría como plato de verano.

*Merienda*

240 ml (1 vaso) de *leche de coco* sin azúcares añadidos; 1 barrita de 150 calorías con bajo contenido de azúcar (menos de 8 g) de *frutos secos, cereales y chocolate negro* (con un 70 % de cacao como mínimo).

*Cena*

### Pasta con lentejas

- 150 g de lentejas en remojo (peso escurrido)
- 40 g de pasta
- 1 patata mediana
- 1 zanahoria mediana
- 1 tomate mediano
- 24 ml (2 cucharadas) de aceite de oliva
- 2 dientes de ajo
- romero (optativo)

Cocer las lentejas en abundante agua salada con las verduras y el romero, si gusta. Cuando están cocidas, añadir la pasta. Terminada la cocción, remover y dejar que se reduzca en el fuego hasta que el potaje alcance el espesor deseado. Añadir aceite.

**Postre:** 10 g de *piña* o 20 g de *arándanos secos* y 25 g de *nueces*.

Día 4: tomar una píldora de suplemento de vitaminas y minerales y otra de omega-3.

## DÍA 5

*Desayuno*

*Café* (expreso o americano), 80 g de *muesli* con 240 ml (1 vaso) de *leche de almendras sin azúcares añadidos* y 5 g (1 cucharada) de *miel*.

*Comida*

### Berros con aceitunas, tomate y albahaca

- 150 g de berros (o escarola)
- 9 g (1 cucharada) de piñones
- 150 g de tomates cherry
- 20 g de aceitunas
- 12 ml (1 cucharada) de aceite de oliva
- 5 hojas de albahaca
- 20 g de pan integral

Hervir los berros, colarlos y dejarlos que se enfríen. Añadir el aceite, los tomates, las aceitunas y la albahaca.

**Guarnición:** 150 g de *zanahorias* crudas, aliñadas con aceite, sal y zumo de limón, o estofadas en sartén con agua y aceite y sazonadas con sal y pimienta.

*Merienda*

240 ml (1 vaso) de *leche de almendras* sin azúcares añadidos; 1 barrita de 150 calorías con bajo contenido de azúcar (menos de 8 g) de *frutos secos, cereales* y *chocolate negro* (con un 70 % de cacao como mínimo).

*Cena*

## Pulpo con patatas

- 80 g de pulpo
- 1 patata mediana
- 150 g de tomates cherry
- 20 g de aceitunas
- 24 ml (2 cucharadas) de aceite de oliva
- perejil, zumo de limón y sal
- 40 g de pan integral tostado

Cocer el pulpo y aparte la patata, en agua abundante. Cortar el pulpo y la patata en rodajas. Añadir los tomates, las aceitunas y el aceite, condimentar con limón y perejil y rectificar de sal.

**Guarnición:** 200 g de *ensalada verde* con *pepinos, tomates* y *zanahorias*, aliñada con vinagre.

**Postre:** 25 g de *grosellas rojas* frescas o 20 g secas y 25 g de *almendras*.

## Día 6

*Desayuno*
*Café* o *té*; 60 g de *torta de trigo integral* con aceite de oliva;
*fruta* (1 manzana y fresas).

*Comida*

### Berenjenas a la parrilla con feta y tomate

- 250 g de berenjenas
- 150 g de tomates cherry
- 20 g de feta
- 12 ml (1 cucharada) de aceite de oliva
- 20 g de *crackers* de centeno
- albahaca, sal y pimienta

Cortar las berenjenas en rodajas y asarlas. Cuando están
listas, verter el aceite en una sartén y añadir los tomatitos y
el queso feta. Sazonar con sal, pimienta y albahaca. Apagar
el fuego y dejar que repose todo cubierto durante 2 o 3
minutos antes de servir.

*Merienda*
240 ml (1 vaso) de *leche de almendras* sin azúcares añadidos; 1 barrita de 150 calorías con bajo contenido de azúcar
(menos de 8 g) de *frutos secos, cereales y chocolate negro*
(con un 70 % de cacao como mínimo).

*Cena*

## Pasta con *vaianeia* (receta de Molochio)

- 40 g de pasta
- 200 g de judías blancas en remojo (peso escurrido)
- verduras mixtas: 150 g de judías verdes, 2 zanahorias medianas, 150 g de calabacines, 1 patata mediana, 1 tomate grande
- 2 dientes de ajo
- 5 hojas de albahaca
- 24 ml (2 cucharadas) de aceite de oliva
- sal
- 5 g (1 cucharadita) de queso parmesano

En una olla, llevar a ebullición agua abundante y añadir sal y las judías blancas. Cocer hasta que estén tiernas y añadir las zanahorias cortadas y las judías verdes. Cocer durante 30 minutos más, añadir la patata, cocerla 15 minutos, y los calabacines en rodajas, otros 5 minutos. Añadir el tomate entero y, cuando esté blando, aplastarlo, retirando la piel. Añadir el ajo, las hojas de albahaca y por último la pasta. Cuando esté cocida añadir el aceite, sazonar con sal y pimienta y revolver bien.

**Guarnición:** ensalada mixta con *tomate*, *zanahoria*, *maíz* y *pepino*, aliñada con aceite y limón.

**Postre:** 25 g de *avellanas* y 20 g de *arándanos* secos.

# DÍA 7

*Desayuno*

*Café* (expreso o americano); 240 ml (1 vaso) de *leche de almendras* sin azúcares añadidos; 60 g de *cereales* con fruta y *frutos secos*; *fruta* (1 pieza mediana).

*Comida*

### Coles de Bruselas con ajo, piñones y parmesano

- 250 g de coles de Bruselas
- 9 g (1 cucharadita) de piñones
- 12 ml (1 cucharada) de aceite de oliva
- 2 dientes de ajo
- guindilla (optativo)
- 5 g (1 cucharadita) de parmesano
- sal y pimienta
- 20 g de pan de trigo integral

Cocer las coles de Bruselas en abundante agua con sal, colar y poner en una sartén con un poco de agua, el ajo, los piñones y la guindilla, y remover al fuego durante 2 o 3 minutos. Apagar, dejar que repose, añadir el aceite, rectificar de sal y pimienta y servir con el queso parmesano.

**Guarnición:** 200 g de ensalada mixta de *pimiento*, *tomate*, *zanahoria* y *setas*, aliñada con vinagre.

*Merienda*

150 g de *yogur de cabra*; 1 barrita de 150 calorías con bajo

contenido de azúcar (menos de 8 g) de *frutos secos, cereales y chocolate negro* (con un 70 % de cacao como mínimo).

*Cena*

### Espaguetis con almejas y mejillones

- 40 g de espaguetis
- 80 g de almejas y mejillones (peso sin concha)
- tomate
- 2 dientes de ajo
- 40 ml de vino blanco
- perejil
- 15 aceitunas
- 20 g de alcaparras
- 24 ml (2 cucharadas) de aceite de oliva
- sal y pimienta al gusto

Cocer los moluscos en una cazuela con agua, el ajo, el tomate en dados, el perejil picado y el vino. Al mismo tiempo, cocer los espaguetis en agua salada. Cuando estén listos, colarlos y pasarlos a la cazuela con las almejas y los mejillones. Apagar, añadir el aceite, las aceitunas y las alcaparras, mezclarlo todo y rectificar de sal y pimienta. Servirlos usando un poco más de perejil como adorno.

**Guarnición:** 150 g de *hortalizas de hoja* hervidas y aliñadas con aceite, sal y pimienta.

**Postre:** 20 g de *dátiles* y 25 g de *avellanas*.

Día 7: tomar una píldora de suplemento de vitaminas y minerales y una cápsula de omega-3.

# SEMANA 2

## Día 1

*Desayuno*

*Café* (expreso o americano); 80 g de *muesli* con 240 ml (1 vaso) de *leche de almendras* sin azúcares añadidos y 5 g (1 cucharada) de *miel*.

*Comida*

**Ensalada griega con feta, aceitunas, cebolla y pimientos**

- 150 g de ensalada mixta
- 20 g de feta
- 200 g de pimientos verdes y rojos
- 150 g de tomates cherry
- cebolla al gusto
- 20 g de aceitunas
- 12 ml (una cucharada) de aceite de oliva
- sal
- 20 g de pan integral

Lavar y cortar las hortalizas, luego añadir el queso feta en forma de cubitos y las aceitunas. Finalmente, aliñar con sal, aceite y pimienta.

*Merienda*

240 ml de *leche de avellanas* sin azúcares añadidos; 1 barrita de 150 calorías con bajo contenido de azúcar (menos de

8 g) de *frutos secos, cereales y chocolate negro* (con un 70 %
de cacao como mínimo).

## Cena

### Ensalada de garbanzos y espinacas con limón

- 200 g de garbanzos cocidos (peso escurrido)
- 200 g de espinacas hervidas
- 24 ml (2 cucharadas) de aceite de oliva
- cebolla
- zumo de limón
- sal y pimienta
- unos 60 g de *farinata* de garbanzos (¡sin gluten!)

Condimentar los garbanzos con cebolla, aceite, sal y pimienta. Hervir las espinacas en agua con sal, colarlas y aliñarlas con aceite y zumo de limón. Mezclar los garbanzos con las espinacas y servir.

**Postre:** 25 g de *nueces pecanas* y 20 g de *dátiles*.

## Día 2

*Desayuno*
*Café* o *té*; 240 ml (1 vaso) de *leche de avellanas* sin azúcares añadidos; 60 g de *pan* con *nueces*; 20 g (1 cucharada) de *mermelada de fresa* sin azúcares añadidos.

*Comida*

### Crema de calabaza (o de brécoles) con picatostes

- 300 g de calabaza
- 12 ml (1 cucharada) de aceite de oliva
- cebolla al gusto
- perejil, guindilla (optativo), sal y pimienta
- 20 g de picatostes
- 9 g (1 cucharadita) de pipas de calabaza (optativo)

Pelar la calabaza, cortarla en pedazos y cocerla en abundante agua con sal. Escurrirla, añadir el aceite, la guindilla, la cebolla picada, el perejil, la sal y la pimienta. Mezclar bien y, cuando tenga la textura deseada, pasarla por la batidora. Se sirve con picatostes y, si se quiere, pipas de calabaza por encima.

**Guarnición:** Ensalada mixta de *pepino*, *zanahoria* y *tomate* con 40 g de *pan integral*.

*Merienda*
Batido de 150 g de *frutos de bosque* y 1 *plátano* mediano con 240 ml de *leche de almendras*; o 1 barrita de 150 calo-

rías con bajo contenido de azúcar (menos de 8 g) de *frutos secos, cereales y chocolate negro* (con un 70 % de cacao como mínimo).

*Cena*

### Pasta con atún, aceitunas, alcaparras y tomate

- 40 g de pasta (por ejemplo, espaguetis o *trofie*)
- 80 g de atún
- 150 g de tomates
- 24 ml (2 cucharadas) de aceite de oliva
- 20 g de aceitunas
- 20 g de alcaparras
- ajo (optativo)
- perejil, sal y pimienta

Llevar a ebullición agua abundante y cocer la pasta. Mientras tanto, en una cazuela grande, poner el atún, las aceitunas, las alcaparras, los tomates y el ajo. Añadir agua y, cuando la salsa esté, verter la pasta bien escurrida. Añadir el aceite y mezclar bien. Dejar que repose unos minutos, espolvorear con el perejil picado y servir.

**Guarnición:** 150 g de *alcachofas* hervidas y aliñadas con aceite y limón, acompañadas de 40 g de *pan integral.*

**Postre:** 25 g de *almendras* y 100 g de *uva* o 20 g de *pasas.*

## Día 3

*Desayuno*
*Café* o *té*; 60 g de *biscotes* o *bizcochos de Lagaccio*; 20 g (1 cucharada) de *mermelada de ciruela* sin azúcares añadidos.

*Comida*

### Arroz con calabacines y guisantes

- 40 g de arroz
- 250 g de calabacines
- 100 g de guisantes
- cebolla
- 12 ml (1 cucharada) de aceite de oliva
- 1 cucharadita de parmesano o 1 cucharadita de pesto
- perejil, sal y pimienta

Hervir el arroz en agua con sal. Escurrirlo y apartarlo. En una cazuela aparte, estofar en agua los calabacines y los guisantes con la cebolla. Cuando la verdura esté tierna y el agua se haya evaporado, añadir el perejil y rectificar de sal y pimienta. Mezclar, añadir el arroz y el aceite y dejar reposar 2 o 3 minutos. Antes de servir, añadir el parmesano o el pesto.

**Guarnición:** Ensalada verde mixta con *pepino, zanahoria* y *tomate*.

*Merienda*
240 ml (1 vaso) de *leche de coco* sin azúcares añadidos; 1 barrita de 150 calorías con bajo contenido de azúcar (menos

de 8 g) de *frutos secos, cereales y chocolate negro* (con un 70 % de cacao como mínimo).

*Cena*

## Ensalada de judías redondas con cebolla, romero y achicoria

- 200 g de judías redondas cocidas (peso escurrido)
- 180 g de achicoria (u otra hortaliza verde de hoja)
- 24 ml (2 cucharadas) de aceite de oliva
- 40 g de tomates cherry
- guindilla
- cebolla y romero
- 1 diente de ajo
- sal y pimienta
- 50 g de torta integral con aceite de oliva

Hervir la achicoria en agua con sal, escurrir bien y pasarla a una cazuela con el ajo, los tomatitos, la guindilla y un poco más de agua. Cocer 5 minutos, rectificar de sal y añadir el aceite. En una ensaladera aliñar las judías con aceite, sal, pimienta y romero. Es un plato que puede tomarse caliente o frío.

**Postre:** 25 g de *almendras*, 80 g de *cerezas* o 20 g de *cerezas secas*.

## DÍA 4

*Desayuno*

*Café* (expreso o americano); 240 ml (1 vaso) de *leche de almendras* sin azúcares añadidos; 40 g de *pan* con *pasas* y *nueces*; 1 *plátano* mediano.

*Comida*

### Ensalada de hinojo con tomate, zanahoria, cebolla y aceitunas

- 40 g de torta de harina integral con aceite de oliva
- 150 g de hinojo
- 150 g de tomates cherry
- 1 zanahoria mediana
- 20 g de aceitunas
- cebolla
- 12 ml (1 cucharada) de aceite de oliva
- perejil y sal

Lavar y cortar las verduras, aliñarlas con aceite, perejil, sal y pimienta. Servir con la torta de trigo.

**Guarnición:** 200 g de *achicoria* hervida y aliñada con aceite y limón.

*Merienda*

100 g de *yogur de cabra*; 1 barrita de 150 calorías con bajo contenido de azúcar (menos de 8 g) de *frutos secos*, *cereales* y *chocolate negro* (con un 70 % de cacao como mínimo).

*Cena*

## Arroz Venere con calabacines y gambas

- 40 g de arroz Venere (negro)
- 250 g de calabacines
- 80 g de gambas
- 150 g de tomates cherry
- 24 ml (2 cucharadas) de aceite de oliva
- 5 g (1 cucharadita) de queso parmesano rallado
- 4 g de colorante
- perejil, sal y pimienta

Llevar a ebullición agua abundante y hervir el arroz Venere siguiendo las instrucciones del paquete. En una cazuela aparte estofar en un poco de agua los calabacines y las gambas con los tomatitos. Cuando las hortalizas estén tiernas y el agua se haya evaporado, añadir el arroz, el parmesano y el colorante, y por último el aceite. Mezclarlo bien, rectificar de sal y pimienta y espolvorear con perejil picado.

**Guarnición:** 200 g de ensalada mixta con *tomate* y *zanahoria*, aliñada con vinagre balsámico.

**Postre:** 20 g de *arándanos rojos secos* y 25 g de *nueces*.

Día 4: tomar una píldora de suplemento vitamínico y mineral y una de omega-3.

## Día 5

*Desayuno*

*Té* (se sugieren 2 sobrecitos, 1 de té verde y 1 de negro); con el zumo de 1 *limón* exprimido; 40 g de *galletas de arroz y trigo integral*; 1 *plátano* mediano; 30 g de *chocolate negro* (con un 70 % de cacao como mínimo).

*Comida*

### Ensalada mediterránea de farro con alcachofas y setas

- 40 g de farro
- 1 zanahoria mediana
- 150 g de tomates cherry
- 80 g de alcachofas en aceite
- 150 g de setas
- 20 g de aceitunas
- 12 ml (1 cucharada) de aceite de oliva
- 1 diente de ajo
- perejil, sal y pimienta
- hierbas aromáticas al gusto

Cocer el farro en agua con sal, escurrirlo y verterlo en un cuenco. Añadir las alcachofas y las zanahorias cortadas en rodajas, los tomates y las aceitunas. Aliñar con aceite, sal, pimienta y hierbas aromáticas. Aparte, estofar las setas en agua con ajo. Cuando estén hechas, añadir el perejil y el aceite y rectificar de sal. Pueden añadirse al farro o servirse aparte como guarnición.

**Guarnición:** *Ensalada mixta* aliñada con vinagre balsámico.

*Merienda*

240 ml de *leche de almendras* sin azúcares añadidos; 1 barrita de 150 calorías con bajo contenido de azúcar (menos de 8 g) de *frutos secos, cereales y chocolate negro* (con un 70 % de cacao como mínimo).

*Cena*

### Minestrone a la genovesa

- 200 g de judías redondas cocidas (peso escurrido)
- 40 g de pasta
- verduras: 1 patata, 1 berenjena, 1 calabacín, col, 1 puñado de guisantes, 150 g de judías verdes
- 24 ml (2 cucharadas) de aceite de oliva
- 1 diente de ajo
- 1 cucharadita de pesto a la genovesa
- sal y pimienta

Llevar el agua a ebullición y cocer las judías verdes. Añadir todas las verduras cortadas y el ajo, salpimentar. Cocer durante unos 45 minutos, añadir la pasta y llevar a ebullición. Poco antes de retirarlo del fuego añadir el pesto y el aceite, mezclar bien y servir.

**Guarnición:** 150 g de *ensalada verde*, 20 g de *pan integral.*

**Postre:** *fruta* (por ejemplo, 150 gramos de *uva*).

## Día 6

*Desayuno*
*Café* o *té*; 240 ml (1 vaso) de *leche de avellanas* sin azúcares añadidos; 60 g de *cereales con fruta y frutos secos*.

*Comida*

### Crema de tomate y albahaca con pesto y picatostes

- 500 g de tomates
- 1 zanahoria mediana
- 1 rama mediana de apio
- 1 patata mediana
- ½ cebolla roja
- 5 hojas de albahaca
- 1 cucharadita de pesto
- 12 ml (1 cucharada) de aceite de oliva
- 20 g de picatostes
- sal y pimienta

Estofar en agua con sal los tomates, el apio, la zanahoria, la patata y la cebolla, todo cortado en trocitos. Cuando el agua se haya evaporado y la verdura esté tierna, batirla con la batidora. Añadir el aceite y la albahaca, rectificar de sal y pimienta y servir con el pesto y los picatostes.

**Guarnición:** *Ensalada verde* mixta con *zanahoria y tomate*, o bien *hortalizas de hoja* hervidas (150 g) y 20 g de *pan integral*.

*Merienda*

240 ml (1 vaso) de *leche de almendras* sin azúcares añadidos; 1 barrita de 150 calorías con bajo contenido de azúcar (menos de 8 g) de *frutos secos, cereales y chocolate negro* (con un 70 % de cacao como mínimo).

*Cena*

### Crema de garbanzos

- 200 g de garbanzos en remojo (peso escurrido)
- ajo
- romero
- 24 ml (2 cucharadas) de aceite de oliva
- 150 g de brécoles
- sal y pimienta
- 60 g de *farinata* de garbanzos (¡sin gluten!)
- zumo de limón

Cocer los garbanzos en una olla con agua y sal, el ajo y el romero. Cuando estén, pasarlos por la batidora. Añadir el aceite, rectificar de sal y pimienta, dejar que repose y se temple. Mientras tanto, cocer los brécoles al vapor y cuando estén listos aliñarlos con aceite, sal y zumo de limón. Servir con *farinata* de garbanzos o, si se prefiere, con pan de trigo integral.

**Postre:** 20 g de *orejones* y 25 g de *almendras*.

DÍA 7

*Desayuno*
*Café* o *té*; 240 ml (1 vaso) de *leche de almendras* sin azúcares añadidos; 40 g de *pan* con *arándanos*; 5 g (1 cucharadita) de *miel*.

*Comida*

### Cebada en ensalada con brécoles, feta y tomate

- 40 g de cebada
- 150 g de brécoles
- 100 g de tomates cherry
- 1 zanahoria mediana
- cebolla al gusto
- 20 g de feta
- 12 ml (1 cucharada) de aceite de oliva
- perejil, sal y pimienta

Cocer la cebada en agua con sal siguiendo las instrucciones del paquete. Aparte, cocer al vapor los brécoles. Escurrir la cebada y dejar que se enfríe. Cortar el resto de la verdura y juntarla con los brécoles y la cebada. Añadir el queso, aliñar con aceite, perejil, sal y pimienta y servir como se prefiera, templado o frío.

**Guarnición:** 150 g de *hortalizas de hoja* aliñadas con aceite y zumo de limón, 20 g de *pan integral*.

*Merienda*

240 ml (1 vaso) de *leche de coco* sin azúcares añadidos; 1 barrita de 150 calorías con bajo contenido de azúcar (menos de 8 g) de *frutos secos, cereales y chocolate negro* (con un 70 % de cacao como mínimo).

*Cena*

### Pizza con verduras, boquerones y sardinas

- 100 g de masa para pizza
- 100 g de sardinas y boquerones
- 80 g de tomates cherry
- 50 g de alcachofas en aceite o en vinagre
- 100 g de setas
- 100 g de espinacas
- 100 g de pimiento
- 20 g de aceitunas negras
- 24 ml (2 cucharadas) de aceite de oliva
- sal y pimienta
- hierbas y especias al gusto

Poner todos los ingredientes en la base de la pizza. Condimentar con aceite, sal y pimienta y añadir las hierbas y especias al gusto. Se puede variar usando varias combinaciones de verduras y pescado, teniendo en cuenta que tanto los boquerones como las sardinas son ricos en ácidos grasos omega-3. Introducir la pizza en el horno calentado a 230°/250° durante unos 20 minutos. Servir de inmediato.

**Postre:** 25 g de *pistachos* (sin sal), 20 g de *arándanos rojos secos*.

# Fuentes de vitaminas, minerales y otros micronutrientes

## Fuentes de vitamina $B_{12}$

| Alimento | Porción | Microgramos de vitamina $B_{12}$ | % de la necesidad diaria |
|---|---|---|---|
| Atún, atún rojo, crudo o cocinado | 75 g | 8,2-9,3 | 137-155 |
| Almejas, cocinadas | 75 g | 74,2 | 1.237 |
| Mejillones, cocinados | 75 g | 25 | 417 |
| Ostras, cocinadas | 75 g | 18,2 | 303 |
| Caballa real, del Atlántico, cocinada | 75 g | 14 | 233 |
| Huevas de pescado, crudas | 75 g | 9 | 150 |
| Centollo de Alaska, cocinado | 75 g | 8,6 | 143 |
| Arenque, cocinado o ahumado | 1 taza | 7,2 | 120 |
| Sardinas en aceite o en salsa de tomate | 75 g | 6,8 | 113 |
| Caviar (negro o rojo) | 75 g | 6 | 100 |
| Cereales de desayuno enriquecidos con el 100 % de necesidad diaria de vitamina $B_{12}$ | 1 porción | 6 | 100 |

| Alimento | Porción | Microgramos de vitamina B$_{12}$ | % de la necesidad diaria |
|---|---|---|---|
| Trucha, cocinada | 75 g | 5 | 83 |
| Salmón rosa, con espina, en conserva | 75 g | 3,7 | 62 |
| Pescado, atún, *light*, en aceite, escurrido | 1 taza | 3,21 | 54 |
| Salmón rojo, cocinado | 75 g | 2,3 | 38 |
| Salmón salvaje, del Atlántico, cocinado | 75 g | 2,3 | 38 |
| Atún *light* al natural | 75 g | 2,2 | 37 |
| Hamburguesa de soja | 75 g | 1,8 | 30 |
| Leche de almendras, de avena o de arroz, enriquecida | 250 ml | 1 | 17 |
| Levadura Red Star T6635 + (complemento) | 2 g | 1 | 17 |
| Cereales desayuno enriquecidos con el 25 % de la necesidad diaria de vitamina B$_{12}$ | 1 porción | 1 | 17 |
| Huevo, al plato, duro | 1 grande | 0,6 | 10 |

Fuentes: https://ndb.nal.usda.gov/
http://www.fda.gov/Food/GuidanceRegulation/GuidanceDocumentsRegulatoryInformation/LabelingNutrition/ucm064928.htm
http://www.ncbi.nlm.nih.gov/pmc/articles/PMC3174857/
http://www.ncbi.nlm.nih.gov/pubmed/24724766

## Fuentes de Folatos

| Alimento | Porción | Microgramos de folato por porción | % de la necesidad diaria |
|---|---|---|---|
| Espinacas, hervidas | ½ taza | 131 | 33 |
| Judías de careta, hervidas | ½ taza | 105 | 26 |

| Alimento | Porción | Microgramos de folato por porción | % de la necesidad diaria |
|---|---|---|---|
| Arroz blanco, grano mediano, cocido | ½ taza | 90 | 23 |
| Espárragos, hervidos | 4 | 89 | 22 |
| Espaguetis, cocidos | ½ taza | 83 | 21 |
| Coles de Bruselas, congeladas, cocidas | ½ taza | 78 | 20 |
| Lechuga, lechuga romana, cortada | 1 taza | 64 | 16 |
| Aguacate, crudo, en rodajas | ½ taza | 59 | 15 |
| Espinacas, crudas | 1 taza | 58 | 15 |
| Brécoles, en trozos, congelados, hervidos | ½ taza | 52 | 13 |
| Mostaza de la India, cortada, congelada, hervida | ½ taza | 52 | 13 |
| Guisantes, congelados, hervidos | ½ taza | 47 | 12 |
| Judías en conserva | ½ taza | 46 | 12 |
| Pan blanco | 1 rebanada | 43 | 11 |
| Cacahuetes tostados | 28,35 g | 41 | 10 |
| Germen de trigo | 2 cucharadas | 40 | 10 |
| Salsa de tomate | ¾ de taza | 36 | 9 |
| Cangrejo de mar, buey de mar | 85,05 g | 36 | 9 |
| Zumo de naranja | ¾ de taza | 35 | 9 |
| Nabos, congelados, cocidos | ½ taza | 32 | 8 |
| Naranja, fresca | 1 pequeña | 29 | 7 |
| Papaya, cruda, en cubitos | ½ taza | 27 | 7 |

| Alimento | Porción | Microgramos de folato por porción | % de la necesidad diaria |
|---|---|---|---|
| Plátano | 1 mediano | 24 | 6 |
| Levadura de panadería | ¼ de cu- charadita | 23 | 6 |
| Huevo, duro | 1 grande | 22 | 6 |
| Melón, crudo | 1 tajada | 14 | 4 |
| Pescado, fletán, cocinado | 85,05 g | 12 | 3 |

## Fuentes de calcio

| Alimento | Porción | mg de calcio por porción | % de la necesidad diaria |
|---|---|---|---|
| Cereales listos para comer, enriquecidos con calcio | 1 taza | 100-1.000 | 10-100 |
| Bebida/leche de coco, azucarada, enriquecida con calcio y vitaminas A, $B_{12}$, $D_2$ | 1 taza | 451 | 45 |
| Leche de almendras con cacao, sin azúcar, larga conservación, enriquecida con vitaminas $D_2$ y E | 1 taza | 451 | 45 |
| Leche de almendras azucarada, aromatizada con vainilla, lista | 240 ml | 451 | 45 |
| Nueces, almendras con piel | 1 taza | 385 | 39 |
| Garbanzos, en conserva, escurridos, aclarados en agua corriente | 1 taza | 370 | 37 |
| Leche de soja fortalecida | 1 taza | 340 | 34 |

| Alimento | Porción | mg de calcio por porción | % de la necesidad diaria |
|---|---|---|---|
| Sardinas, en aceite, enteras | 85,05 g | 325 | 33 |
| Leche de soja, enriquecida con calcio | 225,8 g | 299 | 30 |
| Col, cocinada, cocida, escurrida, sin sal | 1 taza | 268 | 27 |
| Zumo de naranja, enriquecido con calcio | 170,1 g | 261 | 26 |
| Salmón rosa, en conserva, con espina | 85,05 g | 181 | 18 |
| Semillas, semillas de chía, secas | 28,35 g | 179 | 18 |
| Salmón rojo, en conserva | 85,05 g | 168 | 17 |
| Remolacha, cocinada, cocida, escurrida, sin sal | 1 taza | 164 | 16 |
| Crustáceos, langosta, bogavante, cocción con calor húmedo | 1 taza | 139 | 14 |
| Avellanas | 1 taza | 131 | 13 |
| Cacahuetes, Virginia, crudos | 1 taza | 130 | 13 |
| Pistachos, crudos | 1 taza | 129 | 13 |
| Trucha arco iris, salvaje, cocinada con calor seco | 1 filete | 123 | 12 |
| Judías negras, semillas maduras, cocinadas, cocidas, sin sal | 1 taza | 102 | 10 |
| Col rizada, cruda, cortada | 1 taza | 100 | 10 |
| Nabiza, fresca, cocida | ½ taza | 99 | 10 |
| Col rizada, fresca, cocida | 1 taza | 94 | 9 |

| Alimento | Porción | mg de calcio por porción | % de la necesidad diaria |
|---|---|---|---|
| Calabaza, cocida, asada, sin sal | 1 taza | 90 | 9 |
| Judías blancas, cocidas | ½ taza | 81 | 8 |
| Col china, *bok choi*, cruda, cortada | 1 taza | 74 | 7 |
| Pan blanco | 1 rebanada | 73 | 7 |
| Anchoas, en aceite, escurridas, en filetes | 28,35 g | 66 | 7 |
| Salmón rojo de Alaska, filetes con piel, ahumados | 1 filete | 63 | 6 |
| Boniatos, cocidos, asados, con sal | 1 taza | 62 | 6 |
| Higos secos | ¼ de taza | 61 | 6 |
| Judías pintas, cocidas | ½ taza | 39 | 4 |
| Pan de trigo integral | 1 rebanada | 30 | 3 |
| Judías rojas, cocidas | ½ taza | 25 | 3 |
| Brécoles, crudos | ½ taza | 21 | 2 |

La necesidad diaria de calcio es de 1.000 mg para los adultos y los niños a partir de cuatro años.
Fuente:https://ods.od.nih.gov/factsheets/Calcium-HealthProfessional/

## Fuentes de hierro

| Alimento | Porción | mg de hierro por porción | % de la necesidad diaria |
|---|---|---|---|
| Alga, espirulina, seca | 1 taza | 31,92 | 177 |
| Cereales de desayuno enriquecidos con el 100 % de la necesidad diaria de hierro | 1 porción | 18 | 100 |

| Alimento | Porción | mg de hierro por porción | % de la necesidad diaria |
|---|---|---|---|
| Cacao en polvo, sin azúcar | 1 taza | 12 | 67 |
| Ostras, atlánticas, cocinadas con calor húmedo | 85,05 g | 8 | 44 |
| Judías blancas, en conserva | 1 taza | 8 | 44 |
| Chocolate, negro, 45 %-69 % de cacao | 85,05 g | 7 | 39 |
| Moluscos, mejillones, cocinados con calor húmedo | 85,05 g | 5,71 | 72 |
| Almendras, sin pelar | 1 taza | 5,31 | 30 |
| Frutos secos, mixtos, tostados, con cacahuetes, sin sal añadida | 1 taza | 4,89 | 27 |
| Lentejas, hervidas y escurridas | ½ taza | 3 | 17 |
| Espinacas, hervidas escurridas | ½ taza | 3 | 17 |
| Judías rojas, en conserva | ½ taza | 2 | 11 |
| Sardinas, del Atlántico, en aceite, escurridas, enteras | 85,05 g | 2 | 11 |
| Garbanzos, cocidos y escurridos | ½ taza | 2 | 11 |
| Tomates, en conserva, estofados | ½ taza | 2 | 11 |
| Patata, asada, con piel | 1 mediana | 2 | 11 |
| Anacardos, tostados en aceite | 28,35 g (18 piezas) | 2 | 11 |

| Alimento | Porción | mg de hierro por porción | % de la necesidad diaria |
|---|---|---|---|
| Guisantes, cocidos | ½ taza | 1 | 6 |
| Arroz, blanco, grano largo, enriquecido, vaporizado, escurrido | ½ taza | 1 | 6 |
| Pan, trigo integral | 1 rebanada | 1 | 6 |
| Pan, blanco | 1 rebanada | 1 | 6 |
| Pasas, variedad 'Seedless' | ¼ de taza | 1 | 6 |
| Espaguetis, integrales, hervidos | 1 taza | 1 | 6 |
| Atún, rojo, fresco, cocinado con calor seco | 85,05 g | 1 | 6 |
| Pistachos, tostados | 28,35 g (49 piezas) | 1 | 6 |
| Brécoles, cocidos, escurridos | ½ taza | 1 | 6 |
| Huevo, duro | 1 grande | 1 | 6 |
| Arroz, integral, grano mediano o largo, hervido | 1 taza | 1 | 6 |

Fuente: https://ods.od.nih.gov/factsheets/Iron-HealthProfessional/

## Fuentes de vitamina A

| Alimento | Porción | Microgramos de RAE por porción | UI por porción | % de la necesidad diaria |
|---|---|---|---|---|
| Boniatos, asados, con piel | 1 entero | 1.403 | 28.058 | 561 |
| Espinacas, congeladas, hervidas | ½ taza | 573 | 11.458 | 229 |

| Alimento | Porción | Microgramos de RAE por porción | UI por porción | % de la necesidad diaria |
|---|---|---|---|---|
| Zanahorias, crudas | ½ taza | 459 | 9.189 | 184 |
| Melón amarillo, crudo | ½ taza | 135 | 2.706 | 54 |
| Pimientos rojos, dulces, crudos | ½ taza | 117 | 2.332 | 47 |
| Mango, crudo | 1 fruto | 112 | 2.240 | 45 |
| Judías de careta, cocidas | 1 taza | 66 | 1.305 | 26 |
| Orejones, con sulfitos añadidos | 10 piezas | 63 | 1.261 | 25 |
| Brécoles, cocidos | ½ taza | 60 | 1.208 | 24 |
| Salsa de tomate, en conserva | ¾ de taza | 42 | 821 | 16 |
| Boquerones, del Atlántico, en vinagre | 85,05 g | 219 | 731 | 15 |
| Cereales, listos, enriquecidos con el 10 % de la necesidad diaria de vitamina A | ¾-1 taza | 127-149 | 500 | 10 |
| Judías, en conserva | 1 taza | 13 | 274 | 5 |
| Huevo, duro | 1 grande | 75 | 260 | 5 |
| Calabacines, todas las variedades, cocidos | ½ taza | 10 | 191 | 4 |
| Salmón, rojo, cocinado | 85,05 g | 59 | 176 | 4 |
| Yogur natural, *light* | 1 taza | 32 | 116 | 2 |
| Pistachos, tostados | 28,35 g | 4 | 73 | 1 |
| Atún, *light*, en aceite, escurrido | 85,05 g | 20 | 65 | 1 |

## Fuentes de vitamina C

| Alimento | Porción | mg de vitamina C por porción | % de la necesidad diaria |
|---|---|---|---|
| Pimientos rojos, dulces, crudos | ½ taza | 95 | 158 |
| Zumo de naranja | ¾ de taza | 93 | 155 |
| Naranja | 1 mediana | 70 | 117 |
| Zumo de pomelo | ¾ de taza | 70 | 117 |
| Kiwi | 1 mediano | 64 | 107 |
| Pimientos verdes, dulces, crudos | ½ taza | 60 | 100 |
| Brécoles, cocidos | ½ taza | 51 | 85 |
| Fresas, frescas, cortadas | ½ taza | 49 | 82 |
| Coles de Bruselas, cocidas | ½ taza | 48 | 80 |
| Brécoles, crudos | ½ taza | 39 | 65 |
| Zumo de tomate | ¾ de taza | 33 | 55 |
| Melón amarillo | ½ taza | 29 | 48 |
| Col, cocida | ½ taza | 28 | 47 |
| Coliflor, cruda | ½ taza | 26 | 43 |
| Patata, asada | 1 mediana | 17 | 28 |
| Tomate, crudo | 1 mediano | 17 | 28 |
| Espinacas, cocidas | ½ taza | 9 | 15 |
| Guisantes, congelados, cocidos | ½ taza | 8 | 13 |

## Fuentes de vitamina D

| Alimento | Porción | UI por porción | % de la necesidad diaria |
|---|---|---|---|
| Aceite de hígado de bacalao | 1 cucharada | 1.360 | 340 |
| Setas, *maitake*, crudas | 1 taza | 786 | 196,5 |
| Pez espada, cocinado | 85,05 g | 566 | 141,5 |
| Pescado, trucha, arco iris, de piscifactoría, cocinada con calor seco | 1 filete | 539 | 134,75 |
| Salmón, rojo, cocinado | 85,05 g | 447 | 111,75 |
| Pescado, arenque, del Atlántico, cocinado con calor seco | 1 filete | 306 | 76,5 |
| Atún, al natural, escurrido | 85,05 g | 154 | 38,5 |
| Zumo de naranja enriquecido con vitamina D | 1 taza | 137 | 34,25 |
| Leche de soja, reforzada | 1 taza | 114 | 28,5 |
| Setas, rebozuelos, crudos | 1 taza | 114 | 28,5 |
| Leche de almendras, con cacao, lista para beber | 240 ml | 101 | 25,25 |
| Leche de coco, azucarada, enriquecida con calcio y vitaminas A, $B_{12}$, $D_2$ | 1 taza | 101 | 25,25 |
| Leche de arroz, sin azúcar añadido | 240 ml | 101 | 25,25 |
| Sardinas, en aceite, escurridas | 2 piezas | 46 | 11,5 |
| Pescado, salmón, del Atlántico, de piscifactoría, cocinado con calor seco | 85,05 g | 44 | 11 |

| Alimento | Porción | UI por porción | % de la necesidad diaria |
|---|---|---|---|
| Huevo (la vitamina D está en la yema) | 1 grande | 41 | 10,25 |
| Setas, *shiitake*, cocinadas, sin sal | 1 taza | 41 | 10,25 |
| Cereales listos, enriquecidos con el 10 % de la necesidad diaria de vitamina D | ¾ de taza | 40 | 10 |
| Pescado, anchoa, europea, en aceite, escurrida, en filetes | 28,35 g | 20 | 5 |
| Setas, champiñón, cocinados, cocidos, escurridos, sin sal | 1 taza | 12 | 3 |

## Fuentes de vitamina E (alfa-tocoferol)

| Alimento | Porción | mg de vitamina E por porción | % de la necesidad diaria |
|---|---|---|---|
| Aceite de germen de trigo | 1 cucharada | 20,3 | 102 |
| Pipas de girasol, tostadas | 28,35 g | 7,4 | 37 |
| Almendras, tostadas | 28,35 g | 6,8 | 34 |
| Aceite de girasol | 1 cucharada | 5,6 | 28 |
| Aceite de cártamo | 1 cucharada | 4,6 | 23 |
| Avellanas, tostadas | 28,35 g | 4,3 | 22 |
| Mantequilla de cacahuete | 2 cucharadas | 2,9 | 15 |

| Alimento | Porción | mg de vitamina E por porción | % de la necesidad diaria |
|---|---|---|---|
| Cacahuetes tostados | 28,35 g | 2,2 | 11 |
| Aceite de maíz | 1 cucharada | 1,9 | 10 |
| Espinacas, cocidas | ½ taza | 1,9 | 10 |
| Brécoles, en trozos, cocidos | ½ taza | 1,2 | 6 |
| Aceite de soja | 1 cucharada | 1,1 | 6 |
| Kiwi | 1 mediano | 1,1 | 6 |
| Mango, en rodajas | ½ taza | 0,7 | 4 |
| Tomate, crudo | 1 mediano | 0,7 | 4 |
| Espinacas, crudas | 1 taza | 0,6 | 3 |

## Fuentes de Omega-3

| Alimento | Porción | Ácido alfa-linoleico (g) | Ácido icosa-pentaenoico/ Ácido docosa-hexaenoico (g) |
|---|---|---|---|
| Fletán, cocinado | 75 g | 0,04-0,06 | 0,35-0,88 |
| Arenque, cocinado | 75 g | 0,05-0,11 | 1,6 |
| Langosta, cocinada | 75 g | 0,01 | 0,42 |
| Caballa, cocinada | 75 g | 0,03-0,08 | 0,90-1,39 |
| Caballa, salada | 75 g | 0,12 | 3,43 |
| Mejillones, cocinados | 75 g | 0,03 | 0,59 |
| Pulpo, cocinado | 75 g | 0 | 0,13 |

| Alimento | Porción | Ácido alfa-linoleico (g) | Ácido icosa-pentaenoico/ Ácido docosa-hexaenoico (g) |
|---|---|---|---|
| Ostras, del Atlántico, cocinadas | 75 g | 0,04-0,05 | 0,33-0,41 |
| Ostras, del Pacífico, cocinadas | 75 g | 0,05 | 1,04 |
| Abadejo, cocinado | 75 g | 0 | 0,4 |
| Salmón, del Atlántico, de piscifactoría, crudo o cocinado | 75 g | 0,08-0,11 | 1,48-1,61 |
| Salmón, del Atlántico, salvaje, crudo o cocinado | 75 g | 0,22-0,28 | 1,08-1,38 |
| Salmón real, crudo y cocinado | 75 g | 0,06-0,08 | 1,31-1,47 |
| Salmón salvaje canadiense, crudo y cocinado | 75 g | 0,03-0,05 | 0,33-0,98 |
| Salmón rosa, crudo, cocinado o en conserva | 75 g | 0,03-0,06 | 0,96-1,26 |
| Salmón rojo, crudo, cocinado o en conserva | 75 g | 0,05-0,07 | 0,87-1,06 |
| Sardinas en conserva | 75 g | 0,17-0,37 | 0,74-1,05 |
| Veneras, cocinadas | 75 g | 0 | 0,27 |
| Gambas, cocinadas | 75 g | 0,01 | 0,24 |
| Lenguado o platija, cocinada | 75 g | 0,01 | 0,37 |
| Trucha, cocinada | 75 g | 0,06-0,14 | 0,65-0,87 |
| Atún, *light*, al natural, en conserva | 75 g | 0 | 0,21 |
| Bonito, al natural, en conserva | 75 g | 0,05 | 0,65 |

| Alimento | Porción | Ácido alfa-linoleico (g) | Ácido icosa-pentaenoico/ Ácido docosa-hexaenoico (g) |
|----------|---------|--------------------------|------------------------------------------------------|
| Corégono, cocinado | 75 g | 0,17 | 1,2 |
| Judías (*cannellini*, pintas), cocinadas | 175 ml (¾ de taza) | 0,17-0,24 | 0 |
| Judías de careta, cocinadas | 175 ml (¾ de taza) | 0,11 | 0 |
| Semillas de soja, maduras, cocinadas | 175 ml (¾ de taza) | 0,76 | 0 |
| Almendras, tostadas en aceite, blanqueadas | 60 ml (¼ de taza) | 0,15 | 0 |
| Semillas de chía | 15 ml (1 cucharada) | 1,9 | 0 |
| Linaza molida | 15 ml (1 cucharada) | 2,46 | 0 |
| Jicoria | 60 ml (¼ de taza) | 0,32 | 0 |
| Pipas de calabaza sin piel | 60 ml (¼ de taza) | 0,06 | 0 |
| Pecanas | 60 ml (¼ de taza) | 0,25-0,29 | 0 |
| Semillas de soja tostadas | 60 ml (¼ de taza) | 0,42 | 0 |
| Nueces | 60 ml (¼ de taza) | 2,3 | 0 |
| Aceite de colza | 5 ml (1 cucharadita) | 0,42 | 0 |

| Alimento | Porción | Ácido alfa-linoleico (g) | Ácido icosa-pentaenoico/ Ácido docosa-hexaenoico (g) |
|---|---|---|---|
| Margarina con omega-3 de aceite de pescado | 5 ml (1 cucharadita) | 0,28 | 0,03 |
| Aceite de linaza | 5 ml (1 cucharadita) | 2,58 | 0 |
| Margarina con omega-3 de aceite de colza* | 5 ml (1 cucharadita) | 0,34 | 0 |
| Aceite de soja | 5 ml (1 cucharadita) | 0,31 | 0 |
| Aceite de nuez | 5 ml (1 cucharadita) | 0,48 | 0 |
| Suplemento de aceite de arenque | 5 ml (1 cucharadita) | 0,04 | 0,48 |
| Suplemento de aceite de salmón | 5 ml (1 cucharadita) | 0,05 | 1,44 |
| Suplemento de aceite de sardina | 5 ml (1 cucharadita) | 0,06 | 0,96 |
| Leche de almendras | 250 ml (1 taza) | 0,1 | 0 |
| Leche de avena | 250 ml (1 taza) | 0,3 | 0 |

* Las cantidades dependen del producto.
Fuente: http://www.whfoods.com/genpage.php?dbid=84&tname=nutrient

## Fuentes de Magnesio

| Alimento | Porción | mg de magnesio por porción | % de la necesidad diaria |
|---|---|---|---|
| Almendras, tostadas | 28,35 g | 80 | 20 |
| Espinacas, cocidas | ½ taza | 78 | 20 |
| Anacardos, tostados | 28,35 g | 74 | 19 |
| Cacahuetes, tostados | ¼ de taza | 63 | 16 |
| Leche de soja, normal o con vainilla | 1 taza | 61 | 15 |
| Judías blancas, cocidas | ½ taza | 60 | 15 |
| Edamame, con vaina, cocinado | ½ taza | 50 | 13 |
| Mantequilla de cacahuete, suave | 2 cucharadas | 49 | 12 |
| Pan de trigo, integral | 2 rebanadas | 46 | 12 |
| Aguacate, en cubitos | 1 taza | 44 | 11 |
| Patata, cocinada con piel | 99,22 g | 43 | 11 |
| Arroz integral, hervido | ½ taza | 42 | 11 |
| Judías, hervidas | ½ taza | 35 | 9 |
| Plátano | 1 mediano | 32 | 8 |
| Salmón, del Atlántico, de piscifactoría, cocinado | 85,05 g | 26 | 7 |
| Fletán, cocinado | 85,05 g | 24 | 6 |
| Pasas | ½ taza | 23 | 6 |
| Brécoles, cortados, cocidos | ½ taza | 12 | 3 |
| Arroz blanco, cocido | ½ taza | 10 | 3 |
| Manzana | 1 mediana | 9 | 2 |
| Zanahoria, cruda | 1 mediana | 7 | 2 |

Fuente: http://www.dietitians.ca/Your-Health/Nutrition-A-Z/Fat/Food-Sources-of-Omega-3-Fats.aspx

# Agradecimientos

Este libro resume treinta años de mi viaje en busca de los secretos de la longevidad, en el que me han acompañado grandes pioneros, pero también jóvenes y brillantes investigadores. Quiero dar las gracias a los profesores Scott Norton y Robert Gracy, del Texas, por darme la oportunidad de aprender la bioquímica y los fundamentos del proceso de envejecimiento. También al profesor Roy Walford de la UCLA, por enseñarme a cuestionar las reglas y pensar en el envejecimiento de un modo innovador. Asimismo, a las profesoras Joan Valentine y Edith Gralla de la UCLA, por proporcionarme los sólidos fundamentos genéticos y moleculares en que he basado mi investigación. Le agradezco al profesor Caleb Finch de la USC haberme introducido en la neurobiología y en las teorías del envejecimiento y por ser el gran mentor que me ha acompañado desde que acabé los estudios de doctorado hasta hoy. Vaya también mi agradecimiento al profesor Pinchas Cohen por una larga serie de provechosas colaboraciones y por el respaldo que me prestó desde su puesto como decano de la Facultad de Gerontología de la USC, y al profesor Marco Foiani, por traerme de nuevo a Italia y su inestimable apoyo en calidad de presidente del IFOM. Gracias también a un grupo de genetistas pioneros en el campo del envejecimiento por los veinte años de infinitas discusiones y descubrimientos que a todos nos han permitido participar en un momento extraordinario de los estudios sobre el envejecimiento y la longevidad. Les estoy sumamente agradecido a mis alumnos, investigadores y colegas médicos, sin los cuales solo habría sido capaz de descubrir una pequeña parte de lo que hemos descubierto juntos. Dedico un agradecimiento especial a la doctora Paola Fabricio, por su especial protagonismo en los descubrimientos de mi laboratorio de la USC, justo después de mi llegada, y al profesor Min Wei, por muchos años de ayuda en la dirección del laboratorio.

Quiero dar las gracias a todos los colegas que me han brindado sus valiosos consejos.

Por el capítulo 7, al profesor Alessio Nencioni, especialista en Medicina Interna Oncológica del hospital San Martino, de Universidad de Génova. El profesor Nencioni es responsable del ensayo financiado por la Fundación Umberto Veronesi sobre Dieta que Imita el Ayuno y quimioterapia en tumores de mama.

El profesor Hanno Pijl, endocrinólogo y diabetólogo, director de la clínica de Endocrinología y Enfermedades Metabólicas de la Universidad de Leiden, en Holanda, me brindó su inestimable ayuda para el capítulo 8.

El profesor Andreas Michalsen, especialista de Medicina Complementaria y del Departamento de Medicina Integrativa del Hospital Universitario Charité de Berlín me aconsejó cuando redacté el capítulo 9. El doctor Michalsen es uno de los más importantes expertos en los aspectos clínicos de las terapias asociadas al ayuno y a las dietas que imitan el ayuno y ha dirigido ensayos clínicos sobre ayuno o DIA y factores de riesgo en casos de enfermedades cardiovasculares.

Por el capítulo 10 doy las gracias al doctor Markus Bock, neurólogo y experto en el uso de dietas cetogénicas y dietas que imitan el ayuno en el Centro de Medicina Complementaria del Hospital Universitario Charité de Berlín. El doctor Bock ha dirigido ensayos clínicos sobre la Dieta que Imita el Ayuno y la esclerosis múltiple, y se dispone iniciar otro parecido sobre el Alzheimer. También el capítulo 11 debe mucho a los consejos del doctor Markus Bock, a los que se sumó la contribución del profesor Andreas Michalsen.

Por último, el Programa alimentario bisemanal se ha escrito en colaboración con la nutricionista Noemi Renzetti y las dietistas Mahshid Shelehchi y Susan Kim, a quienes expreso mi reconocimiento.

Doy las gracias también al equipo de la editorial Vallardi: a la directora, Marcella Meciani, a la editora, Viola Cagninelli, a la directora de Adquisiciones, Cristina Foschini, a la traductora, Laura De Tomasi, al redactor jefe, Vittorio

Sirtori, y a la coordinadora editorial, Corrada Picchi, a la correctora, Lara Piffari, y a la responsable del gabinete de prensa, Simona Scandellari, así como al estudio gráfico Pepe Nymi por la profesionalidad, la calidad del trabajo y el entusiasmo de que han hecho gala. Doy las gracias, sobre todo, al editor Luigi Spagnol por el generoso contrato, gracias al cual un alto porcentaje de los ingresos de este libro se dedicará a la investigación.

# Créditos de imágenes